仕事と人生に
プラスになる闘病記

経営コンサルタントで
ワーキングマザーの私が
ガンにかかったら

山添真喜子

東洋経済新報社

はじめに――発病前のノーマルな生活は時間どろぼうに操られていた

「時間が盗まれる物語があったけど、なんていう本だっけ？」

白血病の長期入院治療から無事に退院したとき、ある本をふと読みたくなった。入院前のせわしないワーキングマザーとしての生活と、退院後の家で大半の時間を過ごす生活とでは、時間の流れがあまりにも違ったからだろうか。とにかく、その物語をまた手に取りたくなった。

その物語の題名は、『モモ』。時間どろぼうに操られるようになった人々を、モモという女の子が救う話だ。大きな光が人々から盗まれた時間を解放し、その物語は終わる。

同じ光が、入院中の私にも降ってきた記憶がある。

「もういいのだよ。なんにもしないで。

なんにもしないのが、今のあなたの仕事だから」


そう誰かにいわれたような気が、何度かした。

自分には「がむしゃら」という言葉は、当てはまらないとずっと思っていた。けれど、入院前の生活を振り返ると、「がむしゃらに仕事と子育てに没頭する日々だった」という説明がぴったりなことに気がついた。


物心ついたときから、子育ても仕事もしてみたいと考えていた私は、結婚して子どもができても、仕事を続けるのが当たり前だと思って生きてきた。大学卒業後、外資系コンサルティング会社に就職。長期的に仕事を続けるのであれば資格があったほうがいいと、米国公認会計士の資格を取得し、監査法人でも経験を積んだ。そして、大学時代からの夢であった、持続可能な発展を続ける社会の創設にかかわる仕事に就くために、30歳でニューヨークの大学院に留学し、サステナブルマネジメントをベースとした環境政策を学んだ。

帰国後の転職活動での企業選びのポイントは、「育児勤務制度が充実している企業」であるかどうかだった。幸運なことに、通勤時間が30分で、かつ、育児勤務制度が利用できる、シンクタンク系コンサルティング会社に職を得た。そして、サステナビリティコンサルタントとして、11年間充実した時間を過ごした。

31歳で第一子を出産し、36歳で第二子が生まれた。2人目の産休育休は7カ月。4歳とゼロ歳を育てながら仕事を続ける生活は、ジャグラーになったような毎日だった。帰宅直後に朝入れていったお風呂の追い炊きボタンを押し、子どもを遊ばせながら夕食の下準備。赤ん坊のお風呂が終わったら、長女をお風呂に入れごはんの準備も同時に進める。ごはんを食べさせながら、自分は食べたのかわからないまま、食事を終えるような日々。

子どもたちが大きくなったら、バイオリン、英語スクール、プール教室といった、お稽古事で忙しくなる。保育園・小学校は近所の公立校だったからよかったが、小学校4年から長女の中学受験の準備が始まった。

「いつになったら、子育ては楽になるのだろう?」

よくこうぼんやり考えることがあったが、なんだかんだで、20年ぐらい楽にならないことに気がつき始めていた。

家から保育園や小学校が徒歩10分以内にあっても、子どもが比較的丈夫であっても、自分の両親が自宅から30分以内の場所に住んで頻繁に手伝いに来てくれていても、自分の時間は毎日2〜3時間しかなく、肉体的にぎりぎりで生活を回していたと思う。

でも、精神的には辛いと思ったことは、ほとんどなかった。おいしいものを食べ、ワインを楽しみ、自分ではそれなりに良き人生を送っていると思っていた。

大変だとは認めていなかったが、時間がいつも足りないと感じながらの生活だったのは事実だった。いつも時間の枠にはめられ、タスクを片っ端から片づける毎日。

そんな生活を送っていた私に、誰かがいった。

「もう何もしないでいいですよ。
白血病の治療だけすれば。
ただ病院のベッドで寝てるだけでいいのです」

入院治療を終えたあとも、在宅で抗がん剤を服用する維持療法が続いたためすぐには復職できなかった。もっとも、体力も筋力も落ちてしまったので、「普通の生活」に戻るには時間が必要だった。

「この先、いったいどんな生活に戻ればいいのだろう？」

そんなことをぼんやり考えていたときに、『モモ』が読みたくなった。

「あのあくせくした、時間どろぼうに操られているような生活に戻りたい？」

自問自答してみる。

「これっぽっちも、戻りたくありません」

それだけは明確だった。私は白血病になって、大きな休みをもらったと思っている。その休みはただの休みではなく、学びに満ちたものだった。私が学んだことは、普通だったら高齢になって身体が思うように動かなくなってから知ることなのかもしれない。運が悪いのか良いのかわからないが、私はそれを40代で知ることになった。

白血病になったのは辛いことだったが、早くに学ぶことができて、得をしたこともあったと思う。白血病の治療を通じて体験したことを共有することによって、長期治療が必要な方が少しでも楽な気持ちになれたり、不必要なストレスから解放されたりすることを願って、この闘病エッセイを書くことにした。

エッセイの特徴は2つ。

第一は、発病発覚時・入院治療時期・退院後の経験を、コンサルタントの視点を踏まえて整理分析していること。

私が比較的冷静に治療に向き合えたのは、「コンサルタント的思考」で治療を捉えていたからだと思う。どのように〝コンサル思考〟を活用したか、具体的なフレームワークを用いて説明してある。

第二に、人生の一大プロジェクトである娘たちの子育てを、大きなテーマとして取り上げた。母親が入院するのは、本人にもお子さんにとっても、とても不安なことだと思う。

9カ月の入院を乗り切った経験をシェアして、これから入院しなければならない親子さんに少しでも不安を和らげてもらおうと願いつつ、執筆に取り組んだ。

（ただ、コロナ禍になり、医療現場の状況が変わってしまった。そのため、私が入院中にできたことができなくなってしまった。入院治療はただでさえストレスフルなのに、コロナの影響を思うと心が痛くなるばかりだ）

読んでいて辛くなる闘病記はたくさん出版されているので、治療の辛さや困難さについてなるべく書かないようにと決めていた。

治療を開始する直前に、友人でもある医師がこういった。

「同じ病気の人の本やブログを、あんまり読み過ぎないように。大変だったことが、書かれてある場合が多いからね。同じ治療でも人それぞれだし、読んでストレスになるのが一番よくない」

辛い体験が克明に書かれている闘病記は、悲愴感に満ちている。このアドバイスにしたがったおかげで、私は治療に対する恐怖心を持ち過ぎず、淡々と治療をこなすことができた。

これから治療を受ける方、
現在治療を受けている方、
すでに治療を受けた方、
治療を受けている家族のいる方、
子どもを育てながら、病気になったら困るなあと心配している方、

この闘病エッセイを読んで、治療を乗り切るヒントを見つけ、病気になってもなんとかなりそうだ、と思っていただければ、とても嬉しいです。

２０２１年６月

山添　真喜子

もくじ

経営コンサルタントでワーキングマザーの私がガンにかかったら

はじめに――発病前のノーマルな生活は時間どろぼうに操られていた 001

その1

コンサルだった私が自分に課した、3つのルール

人生に突如発生する「電源オフ」を乗り越える術 019

診断後、即休職、翌日入院、まさに「日常生活」強制終了 022

3つの単純なこと「やるべきことはわかっている」 027

column 白血病患者のPDCA 029

その2
闘病のモチベーション維持に直結する、病名公表
誰に、何を、どこまで伝えるか？ 032
まず、伝える。そして、周囲が動き出す 033
しかし、誰にまで公表すればいいのだろう？ 038
病名を明かすことで、多くのサポートをもらえた 045
column 入院患者のコミュニケーションツール 047

その3
病院でのプロジェクトチーム編成
最高のチームメイト、見つけました 049
医師と患者はなんでも腹を割って話せるわけではない 052
セカンドオピニオンを求めたあと、本心をぶつける 056
column 病院でのチーム結成 060

その4

ゴールを見極めての食事法

入院中の、攻める食のススメ 063

4カ月間、病院食を一度も食べなかった 066

食べて、できる範囲で運動をするために 068

column 治療中に助けられた食べ物 072

その5

自分を守るために有効なツール

長期入院生活をサバイブするのに必要なスキル 075

最高のコミュニケーションツールは笑顔 077

心の平穏を保ち、治療を進めていくのに必要なもの 079

その6

無限の時間を前提とした、プロジェクトの進め方

時間は絞り出すものではなく、じょうろの水のように注ぐもの 083

時間ありまくり生活を耐え忍ぶ 084

退院後、時間を注ぐことで価値が生まれることを知る 087

その7

白血病につきもののトラブルへの対応

髪が抜けたら、たわし頭のケアを大切に 091

想定内のトラブルだから、すぐ対応に着手 092

新しいヘアスタイルに目覚める 098

column 病室でのセルフケア 101

その8

治療スペースは、機能性重視で！
大きな声ではいえませんが、
無菌室推しの私です　104

孤独な独房？　精神をやられそうな無菌室　105

退室するのが、名残惜しくなった部屋　109

column　無菌室の利便性　110

その9

患者もプロジェクトメンバーだと気づくべし
寄り添ってほしいなら、
物言う患者になりましょう　112

「治療にしたがう」と「要望を黙っている」は別物　114

「物言う」と、「感謝」も伝えやすくなる　116

column　職場でも病院でも、効果的なコミュニケーションの方法は同じ　118

その10

患者向け参加型研修の必要性

患者向け研修があったら絶対に参加したのに、と思うわけ 121

病人は無理をしているかどうかが自分ではわからない 122

患者間でのナレッジエクスチェンジがあればいいのに 126

その11

入院中の意思決定も、フレームワークを無意識に活用していた話

思いがけない二者択一問題に、どう答えたか？ 129

治療方針の変更を打診されたとき、検討したこと 131

自分のプライオリティを反映し評価を下し、意思決定 134

その12

想定外シナリオへの対処法
白血病治療で手が麻痺する？　140
「膿瘍」は猛烈な腸閉塞の痛みの次に現れた　141
右手の麻痺、白血病治療の延期……奈落の底でのリハビリ　145
モチベーションの維持に有効な「アーリースモールサクセス」　152
column　治療中のメンタルマネジメント　156

その13

先取りテレワーク？　病院と家をつなぐもの
入院中の遠隔子育て　159
予定通りに2人の子どもの誕生日会をやりたい　161
column　スモールトークの威力　165
母親不在の生活で、娘たちは何を学んだか　167
column　長女（小学5年生）のメモ　172
column　次女（小学1年生）のメモ　176

その14

入院期間中、受験勉強をどう乗り切った？

母親が大病しても、奇跡は生まれない中学受験 179

親の学習サポートが必要な中学受験 180

家庭教師ではなく、必要なのはプロマネとコンサルだった 183

受験で奇跡は起きないが、幸運と、たくましさを手に入れた 187

column 母の日に長女からもらった手紙 191

その15

復活の誓いのきっかけは、カワセミだった

治療中に、鳥を好きになったわけ 193

動物が好きではない私が鳥を好きになったわけ 194

自分の回復を確信した瞬間 196

その16
再会の場となった病室
病が復活させた休眠フレンズ 200
病になって知った友だちとの「あれこれ」 202
別れは「会えない時間が続いている」だけ？ 205
column 休職中にこそ、ネットワーキング力が試される 207

その17
自分と向き合う時間に必要だったもの
大部屋生活は、音楽で乗り切る！ 210
なぜかウィーン少年合唱団を聴くように…… 211
愛聴している音楽家のコンサートが闘病のモチベーション 213

その18

想定外のトラブル発生が退院後も続いた

自分の病気が、なんなのかわからなくなった話 217

ドゥケルバン腱鞘炎、更年期……退院後に苦しんだもの 218

40代での大病は不運だが、そこからの学びは幸運 223

column 新人としての心得を忘れずに 225

その19

ProblemからIssueに、そしてMatterになった白血病治療

新たな生活、新たな出会い 227

白血病は私にとってゲームチェンジャーだった 228

ガンになったからこその「サステナブルな生活」 231

column 忘れられない言葉 236

おわりに――Makiko Version 2.0が、そろそろ始動します 239

その 1

コンサルだった私が自分に課した、3つのルール

人生に突如発生する「電源オフ」を乗り越える術

私たちの生活は、思った通りにいかないことの連続だ。そんな日常を皆、辛抱強く生きている。ただ大半の場合、それは日常がある前提での話。

コロナウイルスの蔓延で、生活の前提が吹っ飛んだ。仕事では計画見直しや遅延が発生。卒業式・入学式も通常通りには開催できない。準備していたイベントや目標としていた試合も中止となった。

そんな「生活の強制終了」をどう乗り越えるか。

そのヒントになればと願いつつ、２０１８年夏に完全なる「人生における電源オフ」を迎えた経験を振り返ってみよう。

２０１８年の定期健康診断は、いつもと同じ病院で行った。違ったのは、数日後に電話がかかってきたこと。電話先の看護師が、明らかに動揺している。

「くわしいことはお電話では話せません。すぐにクリニックに来てください」

電話を受けた当時、私は小学校1年生と5年生の娘を育てていたワーキングマザーだった。シンクタンク系コンサルティング会社で、プロジェクトマネージャーとして働いており、予定を詰め込んだ毎日を送っていた。

突然の電話で、予定を変えられるほど余裕はなかった。しかし、看護師の様子があまりに尋常でなかったため、なんとか段取りをつけてクリニックに向かった。

クリニックに着くと、はじめて会う医師が私を待っていた。そして、慎重な精密検査を受診する必要があると説明しつつも、「白血病である可能性が、極めて高い」と告げた。

「本当ですか？　まったく自覚症状がないのに？」。この11年間子どもを育てながら働く、超多忙な生活をこなしてきた。だから、白血病になったといわれてもまったく納得できなかった。だが、翌日、大学病院で精密検査を受けたあと、希望的観測とは裏腹に、

「急性白血病と診断されます」

と宣告を受けたのだ。

文字通り、目の前が真っ暗になった。

うなだれる、というのがもっと正確かもしれない。

（あと何年、何カ月、生きられるのだろう……）

まさに死神がすり寄ってきた気分だった。呆然として顔を上げることができなかった私に、医師がいった。

「白血病は不治の病のイメージが強いですが、今は治る病気なんですよ。ただ、治療に時間がかかります。最低半年は、必要です」

（え？ 今は治すことができるの？ 先生、それを早くいってよ‼）

そして私が、間髪入れずに発した言葉は、

「じゃあ先生、治してください。私はどうしたらいいですか？」

だった。

診断後、即休職、翌日入院、まさに「日常生活」強制終了

病気になったら、治すしかない。私のマインドはその瞬間から、治療にフォーカスされた。私のなかで「白血病細胞撲滅プロジェクト」がスタートした瞬間だった。

「本来ならすぐにでも入院ですが、お子さんもいることなので帰宅を許可します。必要なアレンジしてもらい、明日からの入院にしましょう」

と医師はいった。

7月26日　健康診断受診
7月30日　クリニックからの呼び出し

7月31日　精密検査後の白血病発症の宣告
8月1日　大学病院入院

まさに、「日常生活」の強制終了だった。入院治療のため、仕事は当然休職することになる。感染症予防のため、オフィスなど多数の人がいる場所には出入り禁止。電話やメールでのみ、会社とコミュニケーションをとるように指示があった。

無菌室が完備されている白血病病棟には、13歳以下は入れない。ただし、白血球の数値が高い時期は、私が共有スペースに出て、子どもと面会することは可能とのこと。

想像以上に自由のきかない入院生活が、スタートした。

想定外の、ビッグチェンジ。突如起こった「人生における電源オフ」を乗り切るために、いくつか心がけたことがある。

まず行ったのは、発想の転換だった。

自分がリーダーをしているプロジェクトはどうする？

子どもたちの世話は？

中学受験に向けて勉強している長女は、誰が見る？　そんなことが頭をよぎったが、今まで通りの日常生活を続けることは、明らかに不可能であった。「人生における電源オフ」が生じた際は、リスクマネジメントでいう、ＢＣＰ（Business Continuity Plan：事業継続計画）は即座に捨てるべきだ。１～２カ月の入院だったら、なんとかしのいで計画通りに事を進めようとしていたかもしれない。ただ、私の場合、入院期間は、最低半年。同じ病気の患者のなかには、１年以上入院している人もいることがわかった。

そんな極端な状況だったので、ＢＣＰではなく、コンティンジェンシープラン（Contingency Plan：緊急時対応計画）を検討するべく頭を切り替えることができた。

生活を継続するためのＴｏ Ｄｏリストを捨てると、気持ちは軽くなる。

そして、助けてくれる人が現れてくる。窮地に陥ったときは、周りのみんなの胸を借りて、はじめから大いに頼ってしまうのが一番だ。

若いころ、タスクが山積みだとストレスを感じたが、周りのヘルプを借りながら対応し始めると、気分も軽くなり、仕事が回り出したことを思い出した。人生の大ピンチ、もう若手ではないが周りの助けを借りようと心に決めた。

次に重要なのは、くさくさ・いじいじしないことだ。「なんで私だけ病気になるの？私が何か悪いことしたの？」など、考えるだけ無駄である。主治医に、白血病発症の原因を聞いてみたが、「白血病は、原因不明なんです。交通事故にあったと思ってください」と返された。

深く考え過ぎて自分を責めても、何も生まれない。

病気になったら治療に集中して、淡々とやれることをやるのみ。気難しいクライアントの担当になったときに、自分の言動で相手の気分を害したのではないかと気にしたことがあった。が、くよくよしてもなんの解決にもつながらなかった。

クライアントからのコメントを精査し成果物の修正にフォーカスしたら、悩む気分が薄らいだ。治療に集中しようと気持ちを切り替えたのは、この感覚を覚えていたからかもしれない。

3つ目は、シンプルな生活ルールの順守。

入院生活で心がけたことは、

「ちゃんと食べ、筋力低下を防ぐための努力をして、ストレスをためないこと」。

私は複雑な医療の情報を求めるより、この単純な原則にしたがった。抗がん剤治療中も、自分が食べられるものをどん欲にリサーチし、可能な限り3食食べるようにした。筋力維持のために、病棟のエアロバイクを利用した。

そして、不必要に不安やストレスを感じることがないように、情報コントロールも行った。

正確な情報の収集ならびに取捨選択は、コンサルプロジェクトを遂行するために必要不可欠なことだ。信頼できる情報ソースから必要な情報を選び出して、その情報をベースにクライアントが求めているソリューションを組み立てていく。

自分が治療に専念できるように、読んでいて辛くなるような治療が書かれているブログは読まないようにし、専門的過ぎる細かな医療情報を求めないように心がけた。

3つの単純なこと「やるべきことはわかっている」

振り返ると、「人生における電源オフ」を乗り越えるのに大切だったのは、

①　発想を転換する
②　自分を責めない
③　シンプルな生活ルールを順守する

と、実に単純なことばかりだった。

これらの心がけが功を奏して、9カ月の入院生活を無事に終え、2019年春に無事退院することができた。その後、順調に健康な生活を取り戻せている。

さあ体調も戻ってきたので、どんどん活動範囲を増やそう！　と、楽しみにしていたところで、コロナウイルスが蔓延。肺炎は白血病患者にとって、命取りになる最大の敵である。大変な事態になってしまった。

でも、やるべきことはわかっている。

またいつか行けるはず、と中学受験を終えた長女と行く予定だったパリ旅行をキャンセルし、卒業・入学関連のイベントも白紙にした。入院生活に比べたら、家で子どもたちと過ごすのは断然楽しく快適だと、ステイホーム生活を受け入れることにした。

ホームベーカリーを購入してパンやピザをつくったり、ベランダガーデニングに手を入れハーブ栽培を始めたり。新しいことに挑戦する生活は、楽しかった。

子どもとの散歩やバドミントンを日課とした、リズムある生活をコツコツと続けた。その結果、３カ月に及ぶステイホーム生活後に受けた血液検査で、１００点の結果が出たのだった。コロナ禍での経験からも、入院生活で学んだ３つの術は機能することがわかった。

これからの人生、まだまだ何が起こるかわからない。また日常を一変させるような出来事が起きたら、３つの術をベースに淡々と生活していこうと思う。

column

白血病患者のＰＤＣＡ

私が受けた化学療法は、寛解を目指すクールと地固めのためのクール、計6クールから構成されていた。各クールでは、決められた抗がん剤やステロイド等をスケジュールに沿って投与する。そのクールごとにＰＤＣＡを実行すれば、患者として目的意識が維持しやすいと気がついた。コンサルタントとしての経験から、ＰＤＣＡをコツコツと回すことが成果につながることを確信していた。そのため、それぞれのクールを淡々とこなすよう努力した。

ＰＬＡＮ

- 投与する抗がん剤・その他薬剤の種類と特徴の理解
- 予想される副作用と対応案の理解
- 投与スケジュールの把握

DO

- 抗がん剤・その他薬剤の投与
- 副作用対処薬の活用
- その他副作用対策の実施（例：口内炎予防のため口の中を氷で冷やす）
- 手洗い・うがいの慣行
- 食事を通じての栄養摂取
- 睡眠の確保

CHECK

- 予定通りに抗がん剤は投与できたか？
- 白血球はどの程度下がって、何日で上昇したか？
- どのような副作用が発生したか？（想定内のものと想定外のものの整理）
- 副作用に効果があった対処法はどのようなものだったか？

ACTION

- 治療状況全体の確認

●次のサイクルで気をつけることの確認
●主治医の懸念点の確認

クールの最中にＰＤＣＡを回すには、医師・薬剤師・看護師との連携が必要不可欠だ。患者は責任をもって、身体の反応を観察し報告することが求められる。

身体の変化を冷静にかつ詳細に感じ取り、わからないことや確認したいことがあれば、恐れず質問することが大事だ。ＰＤＣＡを回している意識があれば、患者も雑念を取り除くことができると思う。

その 2

闘病のモチベーション維持に直結する、病名公表

誰に、何を、どこまで伝えるか？

「病気になったことを誰に、伝えるべきか……」

急性白血病の発症が確定したときに、真っ先に考えたことだった。

第一に、子どもたちの顔が浮かんだ。最低半年は入院になると聞き、一番インパクトを受ける彼女たちのことを思った。

次に、家族である主人と両親。これからはこの3人に、子どもたちの世話をしてもらわなければならない。

さらに、職場の同僚・上司。プロジェクトマネージャーの仕事を、引き継いでもらい、顧客への説明もお願いする必要があった。

白血病の疑いがあると連絡を受けて、真っ先にこのニュースを打ち明けた人がいた。親しくしていた、ママ友だ。

「まずは、精密検査が必要ですね」

彼女は、動じないでそういった。

まず、伝える。そして、周囲が動き出す

医師でもある彼女は、見事なほど冷静だった。見知らぬ医師に、白血病の疑いがあるといわれてもまったく納得がいかなかった。だから、親しくしている彼女にそのニュースを告げ、意見を求めたのだった。彼女に大学付属病院を紹介してもらい、翌日検査を受けた。

そして、急性白血病であることが判明したのだった。

「自分は、白血病かもしれない」

という爆弾を抱えながら、まったく知らない病院にひとりで行くのと、事情を聴いている医師が対応してくれる病院に行くのでは、ストレスのレベルは大きく違った。真っ先に病気のことを打ち明けたママ友のサポートに、大きく助けられた。

急性白血病を発症したことについて、どう情報共有するべきか。そう思案していたとき、目の前の医師がいった。

「今から即入院といいたいところですが、入院は明日からにしましょう」

白血病を発症したことがわかると、通常即入院を求められる。免疫が下がった状態での、感染症発症を予防するためだ。しかし、私は子育て中の身だったので、特別に1日だけ帰宅が許された。

問答無用の突然の入院。周りに病気であることを隠すことは、不可能だ。病気になったことをまず伝えなければならないのは、私が長期入院することでインパクトを受ける人たちと、これからの生活を回していくうえで協力を求めなければならない人たちだった。

子どもたちには、シリアスな病気にかかり、治療に６カ月以上かかると正直に告げることを決めた。治療期間を明確にしないと、子どもたちは短期間での退院を期待するだろう。最低６カ月は退院できないと告げたほうが、彼女たちも覚悟がつく。

「ママは、血液の病気にかかったので、すぐに入院して治療しないといけないのだって」

こう説明してみたが、２人ともあまりピンときていなかったようだった。

「検査中は、病院にお見舞いも来れるって。だから、病院で夏休みの宿題を一緒にやろう」

ちょうど一学期が終わり、娘たちの夏休みの宿題に着手しようとしていたところだった。予定していたことを母親が入院してもできると伝え、子どもたちを安心させようとしていた。

入院によるインパクトが大きい人たちから伝えていく

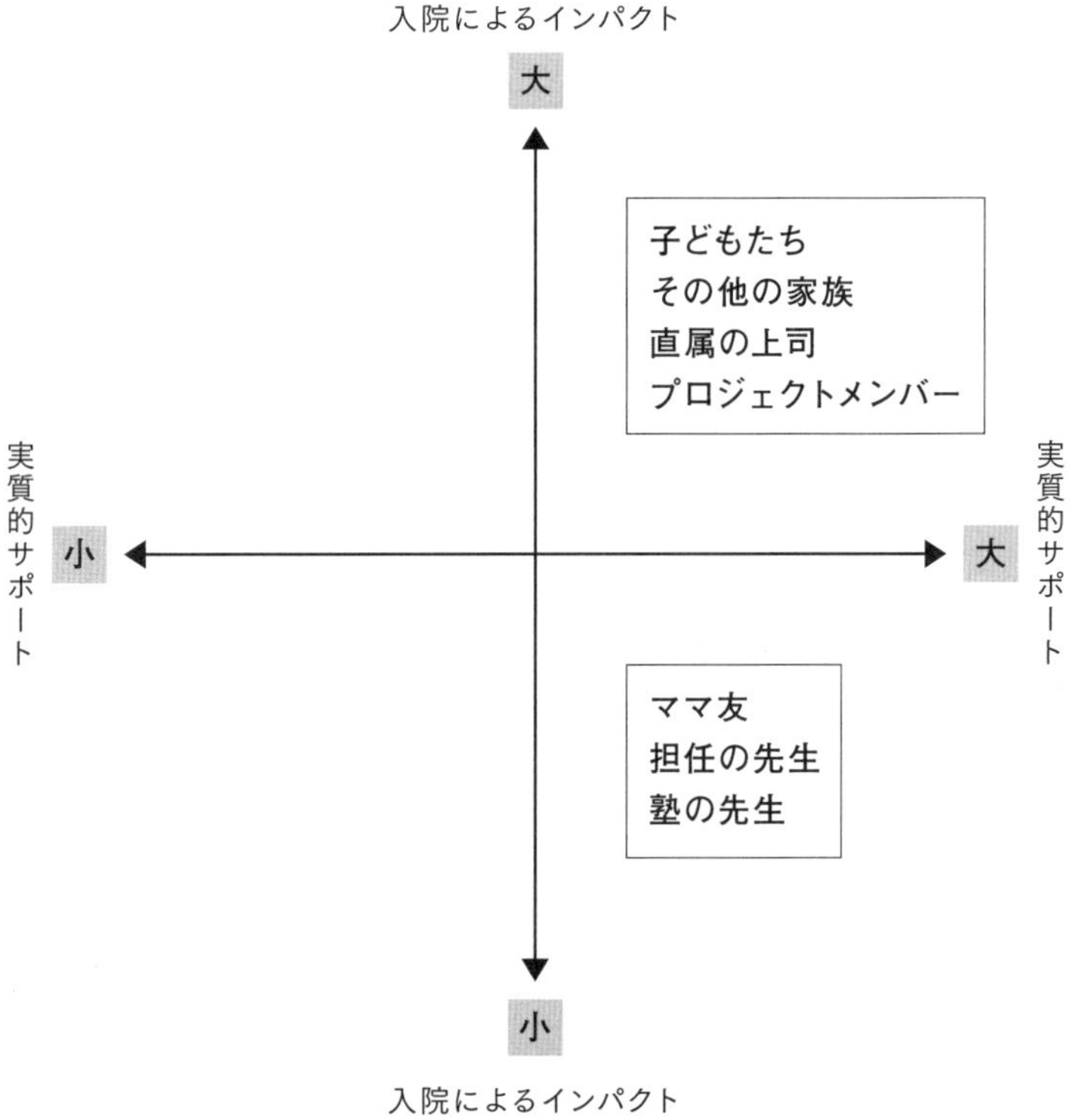

娘たちの今後のことを考えていたら、小学校の担任に連絡するべきことに気がついた。

さっそく、2人の先生に病室から電話で長期入院について伝え、学校で変わったことがあったときのフォローなどをお願いした。

当時長女は、中学受験のための塾に通っていた。念のため、塾の先生にも電話で事情を説明することにした。入院中も、できる限りのフォローを娘にしたいので、塾側で何か気づいたことがあれば連絡してくれるように頼んだ。

電話連絡が一段落したところで、子どもたちの毎日をどう回していくかを考え始めた。基本的な役割分担はこうだ。両親が平日の子どもたちの世話を担当し、単身赴任中のパパが金曜日夜から月曜日の朝まで子どもたちの世話をする。

70代の両親と、ワーカホリック気味の超多忙の40代パパ。

この3人では、小5・小1の娘たちが楽しめる遊びを取り入れたり、行きたい場所にお出かけをしたりと、潤いのある生活を回していくのは難しいだろう……。

そこで、仲のよいママ友2人に病気のことを打ち明け、放課後や週末にできる範囲で子どもたちを遊びに誘ってもらうようお願いすることにした。

さらに、夏休み中に予定されている林間学校の準備や、その他学校行事で特別な対応が求められる際にも、連絡してもらえないかとお願いした。

「見えない家事」という言葉が浸透してきたが、それに分類されるだろう「目に見えにくい学校対応」について、2人のママ友を頼らせてもらうことにした。

しかし、誰にまで公表すればいいのだろう？

同時進行で行ったのが、仕事関係の人々との情報共有だ。直属の上司には、病室から電話で報告。病名を告げ、すでに入院して出社できないことを伝えたところ、

「とにかく、仕事のことは気にしないで、治療に専念するように」

といってくれた。温かい励ましの気持ちがにじむそのひと言に、私の目頭は熱くなった。

私がマネージしていたプロジェクトのチームメンバーにも順次、電話やメールで事情を説明した。

ある日突然職場から私は姿を消した。プロジェクトへの関与は、遠隔からもできなくなった。プロジェクトメンバーは、驚き戸惑ったと思う。

でも彼らは病気のことを心配してくれ、可能なかぎり病室の私にコンタクトをとらないですむよう行動してくれた。

そういった配慮のおかげで、仕事の引継ぎは、電話とメール以外ほとんどしなかった。対面・オンラインでのミーティングも当然一度もしていない（対面ミーティングは、医師に禁止されていたこともあったが）。

私が病室からしたことは、問い合わせがあった質問へのメールでの返信ぐらいだった。資料や成果物の管理がされていて、頼りになる後任者と優秀なチームメンバーがいれば、マネージャーが突然いなくなってもなんとかなることが証明された。

プロジェクト周りの連絡が終わったら、社内の関係者への報告が待っていた。

ニュースを報告するのは、楽しくない作業である。事実を伝えるプレーンな文面を作成して、休職することを連絡しなければならない相手と、私が個人的に状況報告をしたいと思った上司・同僚たちにメールを送った。そんな作業をしているとき、ふと思った。

「誰にまで連絡すれば、いいのだろう……」

そう悩みはじめたところで、抗がん剤治療が開始された。

その後2カ月程度は治療による影響で外部との連絡がとれるような状況ではなかったが、体調が落ち着いてきたタイミングで、SNSを活用することにした。SNSは、私にとって育児や年間行事について備忘録的に書き溜める日記的なツールだった。白血病になってはじめて、自分の身に起きたことを友人に報告する、ある意味本来の機能を果たし始めた。SNSを通じて、思いもよらない友人から反応があったり、最近ずっと会えていない海外の高校・大学院時代の友だちともコミュニケーションがとれたり、SNSは大いに活躍してくれた。

四十数年生きてきたなかで、国内外含めいろいろな場所で、またいろいろなタイミングで友人ができたが、中学生以降にできた友人の半数以上とSNSでつながっている。さまざまな方面で活躍する友からの励ましのコメントは、病棟で孤独な時間を過ごす私にとって、今までの人生を思い返させてくれる貴重なものだった。

SNSのおかげで、今までの生き方の振り返りをさせてもらえたのだった。もちろん、SNSで闘病のことをアップしたのは、自分への備忘録的な意味もあった。

「白血病治療」という滅多にできない経験をするのだから、自分がその間どのようなことを考え、そして周りにどう支えられたのか記録したかった。ＳＮＳに治療経過を書き記したことは、残りの人生、当時のことを思い出しながら生きていくうえで、財産になると思っている。

辛い入院治療を開始して、５カ月となった２０１８の年末。年賀状を出すか出さないか、思案していた。この数年、年賀状は私がスマホを使ってデザインし、印刷発注していた。

「病室からでも、年賀状つくれるな。病室でやることもないし、今年も年賀状だそうか」。そう決めて、病室で宛名を書いて病院内のポストに投函することにした。親しかった友人には、大病を患って入院中であることを書いた。

「ＳＮＳでつながっていない友人には、アナログの年賀状でリーチできる。年賀状も捨てたもんじゃないな」

年賀状を通じて私が入院していることを知って、お見舞いや連絡をくれた友人もおり、まさに病室からでもつくって投函できた年賀状様様《さまさま》だった。

ＳＮＳや年賀状を通じて、コミュニケーションが活性化した友人たちを2軸で表現して

連絡が途絶えていた友だちとのコミュニケーションが活性化

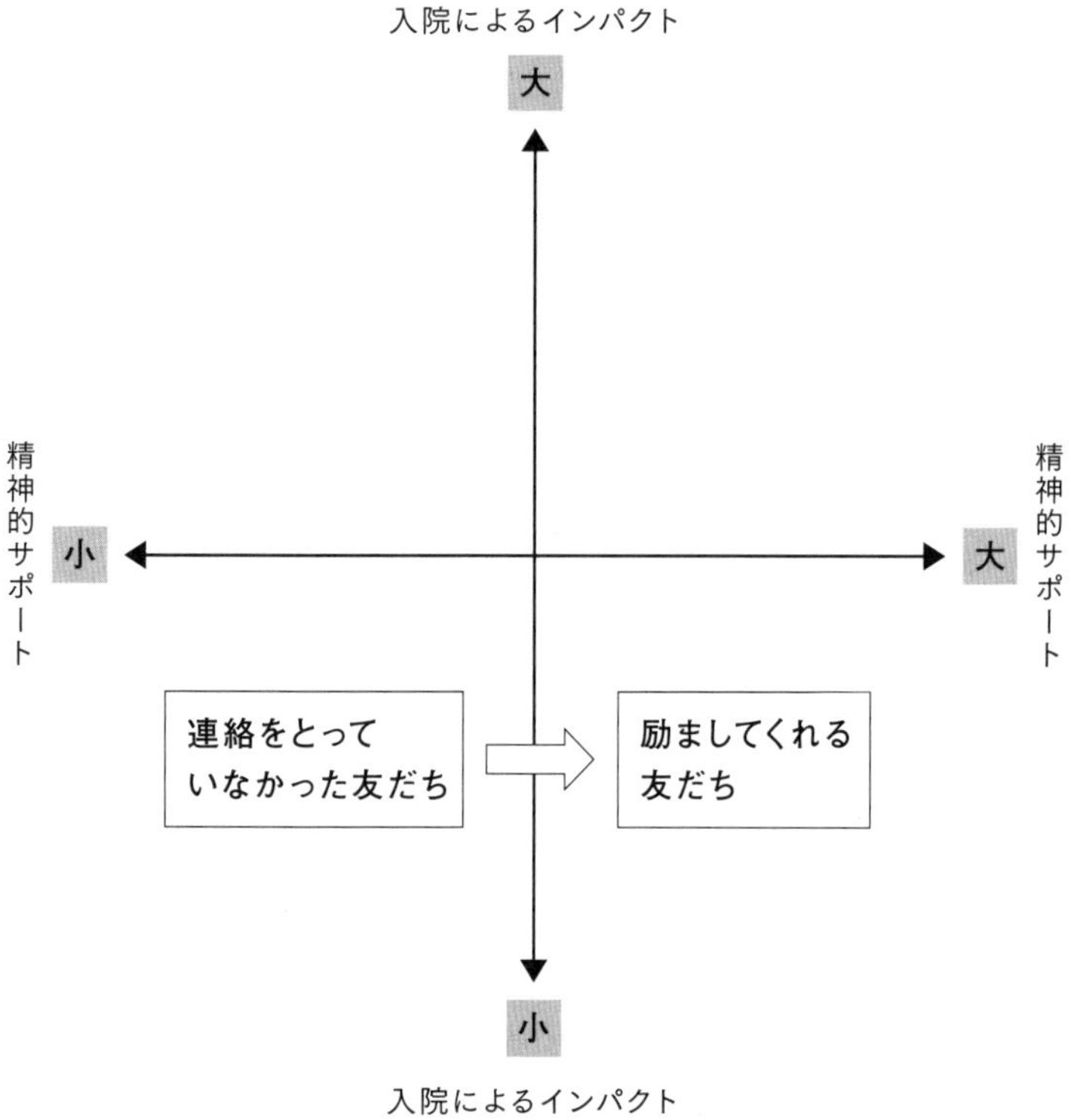

みる。サポートとは、「励まし」という意味合いで、精神的にサポートしてもらうことをイメージしてほしい。

連絡が途絶えていた友だちが、SNS等を通じた情報シェアにより、闘病中の私をサポートしてくれる友だちに移行したことを示している。

入院初期は、発病のインパクトが大きな人たちにフォーカスして病気の報告をしていたが、入院が長期化してからは、私自身の精神的サポートを得るため、友人へ病気について報告していたことがわかる。多くの友だちから励ましてもらうことで、私は長期入院を乗り越えるためのモチベーションを維持できた。

病名を伝えなければ発生しなかったコミュニケーションに助けられ、私は闘病を乗り越えられたと思っている。SNS等を通じての病名公表は、治療に対するモチベーション維持に直結していた。

ところで「白血病」という病気のイメージは、年代によって受け止め方が違うのはご存じだろうか？

昔は不治の病の代名詞だった「白血病」。

ドラマや映画の悲劇のヒロインは、白血病である場合が多かった……。

だが、近年だんだんと治療が可能になってきた「白血病」は、最近のドラマでは以前のような使われ方はされなくなったらしい（白血病の代わりに、別の病気が使われるのだそうだ）。

同じ病気の治療をしていた60代男性の患者さんは、病名をいいたくないから胃がんだと周りに伝えていた。

胃がんは、白血病と同じぐらい、いや、転移もあるので（白血病には再発はあっても、転移はない）場合によってはそれ以上に怖い病気だと思う。

白血病の代わりに、胃がんだと伝えているという話を聞いて、白血病に対する印象は、その人の生きてきた年代が大きく左右するのだなと実感した。

病名を明かすことで、多くのサポートをもらえた

きっかけは、水泳の池江璃花子選手が白血病になった事実を公表したこと。娘たちにはもともと「血液の病気」と伝えたが、その後「血液のガン」だと説明し、最終的には「白血病」だと伝えた。彼女の発表を聞いて私も子どもたちに病気のことを説明しようという気持ちになったからだ。

池江選手の白血病のニュースがはじめて取り上げられたのは、２０１９年冬。多くのメディアが白血病について報道するなか、私もひょんなことから、ニュース番組のインタビューに答えることになった。名前も顔も病名もテレビで流れたので、

「テレビつけていたら、知ってる顔が出てきてびっくりした！」

と、それなりの反響があった。

公表を意図したインタビューではなかったが、テレビ出演も病気の公表になった。そう気づいたのは、放送が終わった後だったが……。

振り返ってみると、電話・メール・ＳＮＳ・年賀状・テレビ放送といろいろなチャネル

を通じて私は自分の病気や治療過程を公表してきた。
病名を公表するのもしないのも、本人の判断による。
私の場合は、病名を明かしたことで、多くのサポートをいただいたと感じている。

人生には、いろいろな時期がある。

助けられる側になるとき、助ける側になるとき……。
助ける側になったときは、やれることを精一杯やるべし。

これも病気になって確信した、人生の真理のひとつだ。

column

入院患者のコミュニケーションツール

入院が決まると、いろいろな人に連絡しなければならない。込み入った話や微妙なニュアンスを伝えたい場合は、電話が一番。私も学校の担任や塾の先生への連絡には電話を活用した。仕事関係者への連絡等、フォーマルなものならば、メール。ママ友への連絡には、もっぱらLINEを利用した。

病状が落ち着き、多くの友人への報告にはSNSが便利だろう。SNSでつながっていない相手には、グリーティングカードであるクリスマスカードや年賀状を活用した。

特に印象に残ったコミュニケーションツールは、本によるもの。入院が長期化し外出できない私に、「この本を眺めて、旅行した気になってください」と世界の市場や公園の写真集を贈ってくれた友人がいた。

写真集を眺めるたびに、相手の心遣いが余韻をもって伝わってきた。心の栄養になるような言葉が大きめの文字で記されている本も、さっと読めて、かつ、読んだ後に元気になれてうれしかった。

悩ましかったのは、子どもたちとのやり取りだった。電話だとお互いのタイミングが難しいし、手紙を書いても返事が来ない……。ショートメールやLINEが便利だろうが、子どもが小学生だとなかなか使いこなせないし、適したツールとも言い難い。

結局、必要なことを両親に連絡して、子どもたちに説明してもらうことが多かった気がする。

今思えば、長期化する入院生活を乗り切るため、子どもたちにも励ましの言葉のつまった本や、見ていて元気になる写真集を贈ればよかったと思う。

その3

病院でのプロジェクトチーム編成

最高のチームメイト、見つけました

「なん歳？　11歳？　今からお母さんの腰の骨から骨髄組織を吸引するけど、ここからだとよく見えるよ」

主治医のH先生が快活に話しかけたが、長女は怯えていた。

「先生、怖いみたいなので、病室から出していいですか？」

「怖い？　そうですか……わかりました」

入院2日目の、やり取りだった。H先生は意外そうな顔をしたあと、処置の準備をし始めた。骨盤から骨髄組織を注射器で吸引する骨髄穿刺《こつずいせんし》、通称マルクの処置のためだ。

痛み止めの注射をしてから、骨を貫通する注射をするのだが、下手な処置だと激痛だと聞く。しかし、H先生は手際がよく、かつ、腕がよいらしく痛みは少なかった。

心の準備もないまま入院した、そんな私の前に現れたのが、H先生だった。

白血病の病棟では浮いてしまうくらい健康そうで、はきはきした受け答えが印象的な先生だ。鍛えているのか、筋肉質な体つきをしていたが、まだ幼さが残るベビーフェイスの持ち主でもあった。

「この先生えらく若いけど、何歳なんだろう……」

年配の医師が主治医となることを想像していた私は、H先生の若さに無意識に不安を感じた。無論、小学生の娘を2人育てるワーキングマザーの心情を理解することは、期待できなさそうだった。

治療は、最低でも6カ月。H先生とは、長いつき合いになる。さて、H先生とどうつき合っていくべきか？　私は頭を悩ませた。

「親の世代は、医師の言う通りになんでもしたがうべきというけど……。
もちろん、医師は敬うべき存在だけれども、患者が下ということでもないだろう」

ロジックツリーで現状整理

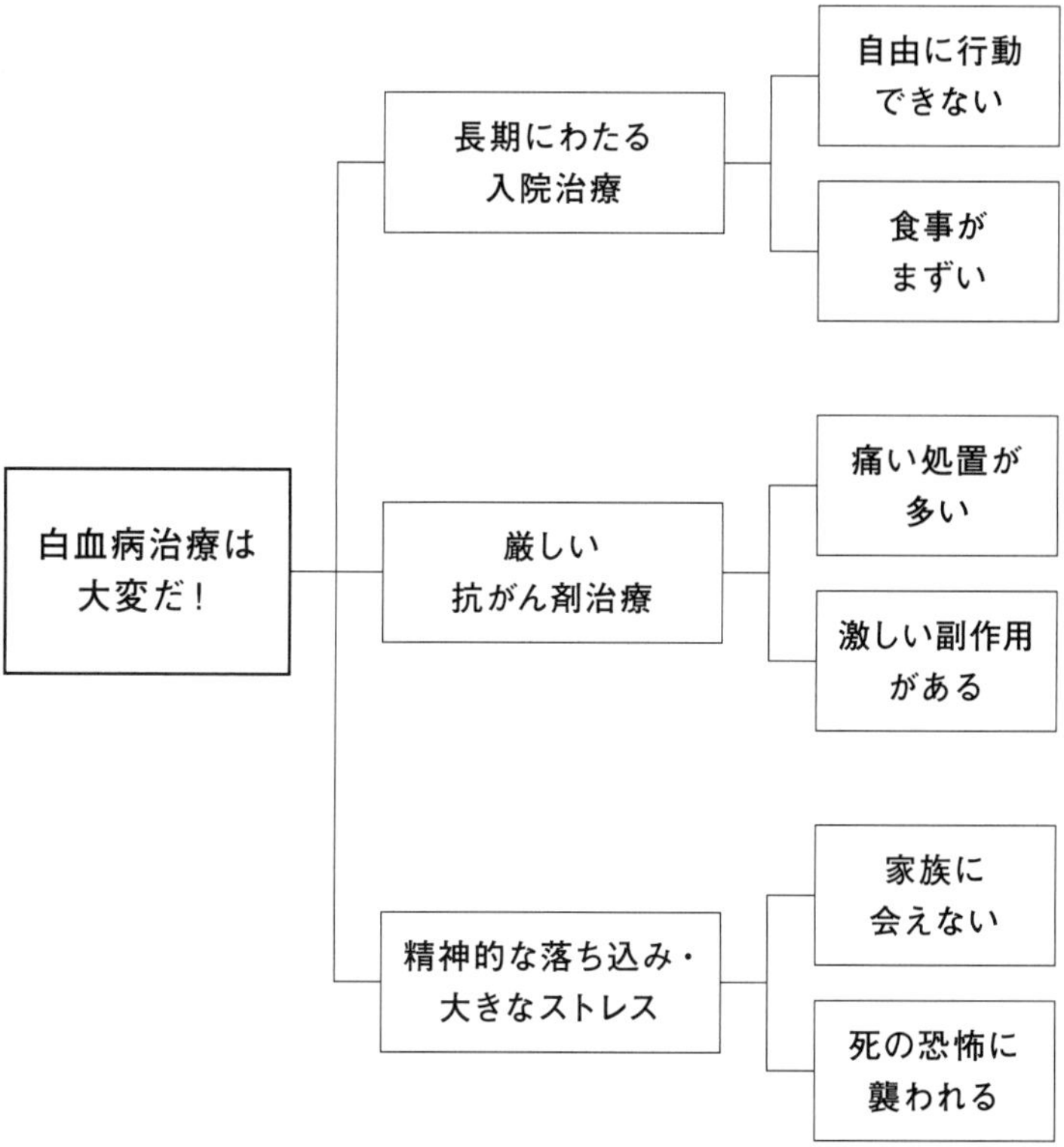

こんな考えが、頭の中でぐるぐる回った。心を落ち着けるためにも、まずロジックツリーを使って私を取り巻く現状を整理してみることにした。

医師と患者はなんでも腹を割って話せるわけではない

私の抱える根底の課題は、「白血病の発症」である。私が入院している目的は、白血病を治して子どもたちの待つ家に帰り、元の生活を取り戻すこと。医師の仕事は、患者の病気を治すこと。

私の患った白血病は、比較的質《たち》が悪くない型のようなので、元の生活に戻れる可能性はあるようだ。きっとH先生は、抗がん剤治療を計画通りに実施し、数カ月後に私が退院できるよう注力してくれるだろう。

「私とH先生は、プロジェクトを遂行しようとしている、チームメイトなんだな」

そう気がついたら、一気に気が楽になった。そして、H先生と私は、共通の目的を達成していく同志＝チームメイトだと、勝手に決めたのだった。

H先生というチームメイトを得た私は、「白血病細胞撲滅プロジェクト」を効果的に遂行するため、まず互いの信頼関係を築くよう努めた。病歴や自分の体質について、積極的に説明するようにした。自分の治療内容を理解するため、投与する薬について質問しメモをとった。病気を治すためならなんでもする、という姿勢を見せたことは、お互いのモチベーションの維持にも貢献したと思う。

医師だって人間である。やる気を持ち続けることは大切だ。

このように、チームビルディングの形成フェーズに適切なアクションをとり、主治医と私は順調にチームをつくり上げていった。

気をつけなければならないのは、医師と患者はなんでも腹を割って話し合える間柄ではない、ということだ。

チームメイトとしてうまくやっていくには、医師のいったことを患者が「翻訳」する必要がある。

主治医は、通常「リスク」について説明をする。患者からしてみたら、そんな恐ろしいことが起きるのか、と暗い気持ちになる。しかし、医療訴訟などが増加するなか、主治医

は、

「大丈夫です。うまくいきます。何も心配はありません」

とは決していわない。いや、いえないのである。

「こういう状況なので、このようなリスクがあります……」と大概リスクについて詳細に説明し、問題が発生しなかった場合の話はほとんどしない。この原則を理解し、「翻訳」をすると、患者は不必要なストレスや不安から解放される。

初回の厳しい抗がん剤治療の最中に左脳に膿瘍《のうよう》ができ、右手が麻痺するという事態に陥った。

自由に動かなくなった右手を見て、これじゃあ白血病が治っても、退院後以前のような生活ができないではないか、と奈落の底に落とされたような気持ちだった。

「一度壊れた脳の細胞は、元に戻ることはありません」

「右手が動くようになるかは、麻痺した直後に、リハビリがどれだけできるかによります」

と、Ｈ医師は冷静に言い放った。

膿瘍ができた私は、さらに暗い気持ちになったが、「翻訳」をして自分に言い聞かせた。

「リハビリしたら、基本的な生活ができるレベルまで戻る可能性はあるみたい。とにかく、頑張ってリハビリしてみよう」

その後、理学療法士のもと、毎日毎日欠かさずリハビリに励んだ。そして、右手首が腱鞘炎になってしまうぐらいリハビリを続けた結果、ある日、急に右腕が軽くなり、右手が動かせるようになった。

「腱鞘炎になるまでリハビリを頑張ったら、動くようになりました！」

以前より格段にスムーズに動く私の右手を見て、Ｈ先生はとても喜んでくれた。

「本当に、よかったです」

Ｈ先生の笑顔を見たとき、私の右手が再び動き出すことをＨ先生もあきらめていなかったのだとわかり嬉しくなった。

と同時に、右手が麻痺した当時のやり取りを思い出し、もっと自由に主治医と話ができたらよかったなぁ、と医師と患者の関係を残念に思った。

「医師は、患者がよくなるよう動いてくれるチームメイトだ」

今なら自信をもってそういえる私だが、H先生に対して不満をもったことがあった。あらためて考えれば、それはチームビルディングの混乱フェーズに重なっていた時期だと思う。

セカンドオピニオンを求めたあと、本心をぶつける

左脳にできた膿瘍の治療を優先するため、抗がん剤治療が2カ月弱ストップしてしまった。一刻も早く子どものもとへ戻りたかった私には、とても辛い時期だった。大学病院だから検査の数が多く、治療の進みが遅いのではないか？　という疑念が頭の中で渦巻くようになった。

そこで、セカンドオピニオンを得るためにコンタクトした別病院のA医師に、疑問をぶつけてみることにした。

「白血病の治療を急いで、膿瘍の治療をおろそかにすると命にかかわることがある。膿瘍ができた患者に、慎重になるのは当たり前のことです」

とA医師から、一蹴された。

セカンドオピニオンの手紙は、通常医師同士でやり取りするので、患者が受け取ることはない。でも、H先生は「隠すことは何もありません。コピーを渡しますね」と、A医師の書いたレターを手渡してくれた。私は、H先生を疑ったことを恥ずかしく思った。

「帰りを待つ子どもがいる私にとって、治療が延期になることが一番辛いです。
でも、H先生の決めた治療内容が、ベストであることがよくわかりました。
焦る気持ちはありますが、治療が再開できるまで待ちます」

本心をH先生にぶつけた瞬間だった。このやり取りを境に、私とH先生は本当の意味で信頼し合うチームメイトになった気がした。

腹を割って話し合えたことで、お互いの価値観や考え方への理解が深まり、安定したチームへと統一された。この統一のフェーズを経て、H先生と私は素晴らしく機能するチームをつくり上げたのだった。

チームビルディングの5つのステップ（タックマンモデル）

形成期
- 入院
- 検査
- 抗がん剤治療開始

↓

混乱期
- セカンドオピニオンの入手

↓

統一期
- 治療方針に関する話し合い
- 治療内容の合意

↓

機能期
- 抗がん剤治療終了

↓

散会期
- 最後の挨拶
- 退院

「急がば回れ、急がば回れ……」

そう呪文のように唱えながら、淡々と治療をこなす日々を送った。H先生は、朝と夕方私の具合を見にきてくれた。雨の日も、嵐の日も、年末の私の誕生日も、元旦も。そんな日々が、結局9カ月続いたのだった。

幸いなことに、私の「白血病細胞撲滅プロジェクト」は、成功裏に終わった。治療が終わるころ、H先生の異動が決まり、プロジェクトチームは解散となった。

医師は患者とは、個人的なつながりはもたない。返事が来ないとわかっていたが、再び動くようになった右手で、感謝の気持ちを一生懸命書いて、H先生に手渡した。

もう会うことはない、H先生。普通に動くようになった右手を見ながら、ふとH先生のことを思い出しますよ。

「先生、元気にしていますか？
H先生という最高のチームメイトに恵まれ、私は幸運な患者でした」

column

病院でのチーム結成

グローバル環境コンサルティング会社の立ち上げ期の日本支社で、サステナビリティコンサルタントとして働いた経験がある。そのとき、総務・人事を担当していたコーポレート部門の女性にとてもお世話になった。直属の部門以外にもキーとなるスタッフが存在することや、彼らからのサポートの重要性を理解したことから、間接的にかかわる社員にも可能な限り感謝の気持ちを伝えるべきことを学んだ。

入院中も同じだった。治療中に顔を合わせるのは、医師と看護師だけではない。入院期間が長くなれば長くなるほど、さまざまな人に助けられる。入院生活は孤独になりがちだが、治療をゴールとしたチームを勝手に立ち上げ、妄想でメンバーをそろえると前向きな気持ちになれるのでお勧めだ。

コアメンバー　：自分自身
主治医

その他メンバー：看護師さん

薬剤師さん
病棟の補助員さん
理学療法士の先生
がん相談支援センターの担当看護師さん
病室の掃除担当者さん
院内美容室の美容師さん
院内レストランのスタッフさん

なお、医師や看護師さんたちは本音で話すのが難しいことが多いので、それを前提にコミュニケーションをとることを忘れずに。

寛解治療のあと体調がどん底だったころに、病棟の補助員が声をかけてくれた。

「先ほどお見舞いに来ていたのはお父さんですか？　とても元気そうですね。きっとよいＤＮＡを引き継いでいると思うので、白血病以外の疾患がないなら必ず治りますよ！」

そういって、彼女はにっこり微笑んだ。

科学的な根拠はなくても、この励ましの言葉に大いに救われた。当時の私は体調的にも精神的にもどん底にいたが、少し明るい気持ちになれたことを覚えている。

入院中も、人に助けられて日々過ごすのには変わりない。何気なくかけられる言葉に、救われることもある。

温かい言葉をかけられた際に、素直に感謝できる心をもつこと。そんなささいなことが治療へのモチベーション維持に求められる。

その 4

ゴールを見極めての食事法

入院中の、攻める食のススメ

「念のために、病院食の代金が含まれていないか確認してもらえませんか？　12月20日から病院食を１食も食べていないのですが……」

そう告げると、会計担当者は驚いた表情を見せた。

４カ月入院して、１食も病院食を食べていない患者なんて前代未聞だろう。驚かれても仕方がないか、と思いながらも、きっぱりと確認を依頼した。

「わかりました。今から看護師に確認しますが、どちらの病棟の患者さんですか？」

「6階の血液腫瘍内科です」
「この2食分は間違い？　確かに食べてないのですね？」
電話のあと、請求金額が修正された。

がん細胞を一掃するための寛解療法のあと、寛解状態を維持するための地固め療法を5サイクル行った。サイクルとサイクルの間に1週間弱ぐらい退院し、再度入院するのが治療生活の基本スタイル。寛解療法は非常にハードな抗がん剤治療で、私の場合白血球（通常の白血球は1立方ミリメートルあたり3300～8000ぐらい）が30まで低下した。だから無菌室に入っていても、大抵の患者は感染症にかかる。

そのため、寛解治療中は「無菌食」を食べるように指導され、病院側が管理したものしか食べられない。

寛解状態を維持するための地固め療法に入ると、白血球の下がり方も多少マイルドになり、感染リスクも低下する。通常の病院食や、病院外で買ってきたものが食べられるようになり、医師がＯＫを出せば別フロアのレストランで食べることも可能になる。

寛解治療の最中に予想以上に重篤な感染症にかかったため、地固め療法を開始できたのは秋半ばになってからだった。私は寛解治療の最中に、重要なことに気がついた。

「白血病細胞は抗がん剤にやっつけてもらえるが、身体を元に戻すためには、食べなきゃだめなんだ」

寛解療法の最中に体重が10キロ近く低下したとき、薬と食事の両方で、身体をつくり直さなければいけないことを痛感した。抗がん剤による化学療法と食事は、まさに車の両輪なのである。きつい抗がん剤を投与すれば、悪い細胞は減らせる。でも、寝たきりの生活で筋力はどんどん低下し、副作用から食べられなくなり痩せていく。

当然入院前の身体とは、別物の身体になってしまうのだ。細胞は見えないけれど、筋力低下や肌荒れなどは歴然と現れる。

「このままだと、細胞レベルでは治っても、完全に病人だな。やっぱり食べて身体を取り戻さないと……」

そう実感した私は、治療中でも食べられるものをコツコツ食べ、身体をつくり直すことにした。

4カ月間、病院食を一度も食べなかった

入院患者は、普通は病院で配膳される病院食を食べる。

だが、私は病院食を食べないことに決めた。

病院食について、4P分析（Product, Price, Place, Promotion）や4C分析（Customer Value, Customer Cost, Convenience, Communication）のフレームワークを使って（ここでは、Promotion とCommunication は除くので、実際は3Pと3Cになる）分析してみると、病院側（売り手）と私（＝患者＝買い手）の求める視点にギャップがあることがわかる。

病院食は、安全性・栄養価をもっとも重要視してつくられる（Product）。一方で、患者側は、食事に対しておいしさや副作用が出ている状況での食べやすさに重きを置く（Customer Value）。

病院食は低価格なものであったが（Price）、患者である私は、辛い抗がん剤治療中なので多少高くてもおいしいと感じられるものを希望した（Customer Cost）。

マーケティングフレームワークで病院食を分析する

3P	病院食
Product	安全性・栄養価
Price	低価格
Place	定時での 効率的な配膳

3C	患者
Customer Value	おいしさ・ 食べやすさ
Customer Cost	おいしいと感じられる なら多少高くてもよい
Convenience	お腹が空いたときに 食べたい

さらに、病院食は決められた時間に効率的な配膳を行うが（Place）、患者の私は、個人のペースで食べたいときに食べることを求めた（Convenience）。

地固め療法の最初の2サイクルを終え一時退院し、12月に再入院した。すべての治療を終えて4月に退院したのだが、この4カ月の間、私は1食も病院食を食べなかった。好きなものを食べていたといっても、抗がん剤治療を受けながら、食欲を維持しつつ食事をするのはそう簡単ではない。病院食をストップした4カ月間、実際に実行したことを説明してみよう。

食べて、できる範囲で運動をするために

食への興味を維持するため、料理関連の番組やドラマを見ることにした。「きょうの料理」「やまと尼寺　精進日記」「孤独のグルメ」「きのう何食べた？」や、丁寧に日々の食に向き合う「かもめ食堂」などの小林聡美主演の映画が私のお気に入りだった。

重要なのは、「退院したら、これを食べたい！」「これだったら食べられそうだから、テイクアウトできるお店探してみよう」と、自分の食欲を維持することだと思う。

次に、食べたい・食べられるものをリストアップした。

抗がん剤による副作用で口の中の状態も変わるし、食欲を覚えるものも変化する。基本的に、さっぱりしたものや柑橘類、つるっとしたものが食べたくなった。味がはっきりしているので、入院前はそれほど興味がなかった甘いものが食べやすかった。

朝は、ミカンや焼き菓子を紅茶とともに。昼や夜は差し入れの惣菜パン、サンドイッチ、稲荷ずし、押し寿司などの炭水化物系。変わり種として、お好み焼きやハンバーガーも味がわかりやすくて食欲が湧いた。もちろん、温かいものが食べたくなる。

主治医がよいといえば、院内のお蕎麦屋さんやレストランにひとりでも積極的に食べに出かけた。問題は差し入れの確保だったが、食料調達に関しては、両親と病院へのアクセスが便利なところに住む女友だちを大いに頼った。

はじめて買い出しをお願いする際には、細かなリクエストや関連情報を伝えた。

「○○が食べたいので、このお店で買って来てほしい」

「病院からいわれているルール（例えば、生モノや量り売りのものはＮＧ）を守らないといけないの。だから、こういったものは避けてね」

買い物のセンス・スキルは、40代の女性がズバ抜けて高い。勘が鋭い彼女たちは、私がひとつの物をリクエストすると、センスのよいものを2つ、3つ選んで買ってきてくれた。そんな素敵な女友だちに恵まれた私は、病室に食べ物がある状態を幸運にもキープできたのだった。

「無理して食べない」ことも大切にしていた。逆行しているように聞こえるが、自分の身体に耳を傾けることがとても重要。お腹が空いていないときに、ルーティーン的に食べる必要はない。

看護する側は、一斉に配膳したいだろうが、お腹が空いてないときに食事が届けられると、困るのも事実だ。

それが食べたくないものだと、一層食欲が減退する。

「だったら、お腹が空いたタイミングに、食べたいものを少量でも食べたほうがいいんじゃない？」

と考え、周りの力を借りて入院中の食事を調達することにしたのだった。

入院中の食事をできる限り、自由にしてくれた、主治医H先生。患者を信頼し、生活の制限を少なくしてくれた先生に、心から感謝しています。

H先生、いってましたよね？

「食べて、できる範囲で運動すること」ぐらいしか、入院中の白血病患者にできることはない、と。

でも、「食べること」は、白血病患者にとって簡単なことではないのです。だから、私は「食べること」を周りに支えてもらいながら、でも、人任せにしないでコツコツ続けました。

おかげさまで、体重も順調を通り越すぐらい増えました。白血病になって太ったのは私くらいじゃないかと思いながら日々を過ごしています。これからは、筋力維持のため運動もちゃんと頑張ります！

column

治療中に助けられた食べ物

副作用による吐き気がほぼなかったラッキーな患者ではあったが、味覚障害には長期間苦しめられた。病院食を4カ月食べなかった稀有な患者として、味覚障害が生じている最中でも食べやすかったものを列挙してみる。

①酸味のあるもの

口がまずくなるので、さわやかな酸味のある食べ物はとても食べやすかった。いろいろな種類の柑橘類の詰め合わせバスケットは、薬の副作用によって乾いた身体を潤してくれたライフセーバーだったことを覚えている。

- 柑橘類（ハウスみかん、ポンカン、デコポン、湘南ゴールド、せとか、清見）
- お寿司類（稲荷ずし、太巻き）
- ヨーグルト（1回で食べきるカップヨーグルト）

②はっきりした味のもの

ソースがかかったものや濃い味つきのものは、味覚障害が起きていてもおいしく感じられて助かった。

- お好み焼き
- ハンバーガー
- 中華系お惣菜（餃子、春巻き等）
- 韓国系お惣菜（チャプチェ、チヂミ等）

③汁物系

口が乾くので汁物が食べたくなるが、薄味だと口の中がぼやけてしまうので要注意。ただ、うどんやお蕎麦は七味等で味を調整できるのが便利だった。

- 即席スープ（コーンスープ、ポテトポタージュ、オニオンスープ）
- うどん（鍋焼きうどん、けんちんうどん）
- お蕎麦（卵とじ蕎麦、鳥南蛮、カレー蕎麦）

④お菓子類

甘いものも味がわかりやすく、食べやすかった。つい食べ過ぎて、体重が増えてしまうので食べる量には注意が必要。

- 葛もち
- 焼き菓子（バームクーヘン、アップルパイ、クッキー）
- 惣菜パン（クリームパン、あんパン、卵サンド）

私が入院していたときは、許可があれば、お見舞いや食べ物の持ち込みも、ＯＫであった。しかし、コロナ禍では厳しい制限がなされ、環境が一変してしまった。一刻も早く入院している患者さんに、以前のような自由が来ることを望んでいる。

その5

自分を守るために有効なツール

長期入院生活をサバイブするのに必要なスキル

「同室のＯさん、占い師じゃないかって話よ。病室でもネットがつながるから、占いの仕事を続けているのかもね」

「治療しながら、占いの仕事を続けてる!?」

私は、ＡさんとＯさんと３人で、大部屋での入院生活を送っていた。

気さくなＡさんとは、体調のこと、食事のこと、娘さんのことなど、毎日おしゃべりをした。

一方Oさんは、ほとんどベッドから出てこなかった。持参したＰＣでドラマや映画でも見ているのか、音もたてずに静かに生活していた。私たちとはまったく話をしない。たまに聞こえてくるのは、医師や看護師との必要最低限の会話ぐらいだった。

大病を患った患者は、他の患者と深くはつながらない。

親密になり過ぎると、お互いの病状変化に精神的ダメージを受ける可能性があるから。そのリスクを避けるため、適度な距離感とプライバシーを確保しながら、患者同士はつき合う。でも数カ月に及ぶ大部屋生活を通じ、ある程度人間関係は構築されていく。

患者は、病気になった者しかわからない感情をシェアし共感することで、安心を得ようとする。

ある程度人間関係が構築されると、

「あの人は元気がないね。治療はうまくいっているの？」

「ベッドにいてテレビばかり眺めているのは、身体によくないよね。気分がいいときは、積極的に共同スペースに出てこなきゃ」

など、コミュニケーションをとらない患者について、心配なのか批判なのかわからないようなコメントがでてくる。

最高のコミュニケーションツールは笑顔

まったく話をしないOさんも、心配される対象だった。あそこまで人と交わらずに退屈しないのか、私も正直不思議だった。

だから、病室で占いの仕事を続けているという半信半疑の話を聞いたとき、仕事でコミュニケーションをとっているから病室では話をしなくても大丈夫なのかな、と安易に考えてしまった。

そんなOさんも、食事が終わると少しだけベッドから出てくるようになった。顔を合わすようになったので、どのような反応があるかわからなかったが、私から挨拶をすることにした。

「おはようございます」

思い切って声をかけると、意外なことに、Oさんは満面の笑みを浮かべ、

「おはようございます。同室のOです。よろしくお願いします」

と返事をしてくれた。

その満面の笑みから、今朝は気分が優れ、そして私の挨拶を嫌がっていないことが伝わってきた。Aさんと病室で話す声をうるさいと思っていないか心配していたが、大きな不満がないこともわかった。

笑顔って雄弁だなあ、としみじみ感心した。普段まったく話をしない人が、あんな笑顔を見せてくれるとは期待していなかった。だからなおさら、彼女の笑顔は雄弁だったのだと思う。心配だといいながら、Oさんに対してもっていた不安感や少し批判めいた感情は、私の心から一気に消えてなくなった。

Oさんは、知っていたのだ。笑顔は、人々のネガティブな感情をとかせることを。そして、言葉よりもいろいろなことを伝えられることを。

笑顔があれば、他の患者と距離感を保て、自分のプライバシーも守ることができることを。

笑顔は、「最強のコミュニケーションツール」なのだ。

心の平穏を保ち、治療を進めていくのに必要なもの

他の患者と話をすることで心が乱れ、治療に集中できなくなることがある。

「他の患者さんはこんな治療をしている。

自分が受けている治療は、本当に最善のものなのか？」

「自分の主治医は、信頼に足る先生なのか？

それとも、別の先生に換えてもらったほうがいいのか？」

入院が長期になり、自分の病気が困難なものであればあるほど、雑音が心に忍び寄る。

でも、時間のかかる白血病の治療こそ、急がば回れ、なのである。

焦りは禁物。

雑念を取り払い、淡々と治療をこなしていかなければならない。

Oさんは、

「抗がん剤を投与すると、白血球の数値が下がる。

白血球の数値が上がるのを待ち、次の抗がん剤の投与を開始する」というサイクルを辛抱強く、こなしていった。

たまにとびきりの笑顔を見せてくれたＯさんは、数カ月後に無事に退院していった。Ｏさんの姿は、まるで繭をつくる蚕のようだった。白血病患者の繭は、笑顔でできているのかもしれない。笑顔という繭に守られたＯさんは、着実に治療をこなし病気を治した。そして元気を取り戻し、元の生活に戻っていったのだった。

Ｏさんから、長期入院中も心の平穏を保ち、治療を進めるためには、「笑顔」が必要不可欠だと学んだ。自分でも、笑顔は仕事を円滑に進めるための有用なツールであるとは認識していた。

だから、面接を受ける際や、難しい交渉をクライアントとする際も、できる限り笑顔でいようと意識していた。

でも、患者としても笑顔が活用できると知らなかった。笑顔が、病院でも自分を守ってくれるとはじめて知った。

この学びは、残りの人生を賢く生きるためにも、意味深いものであったとあらためて思う。

「女の子は、にこにこ笑って愛想がいいのがいいよ」

そう親類のおばさんがいったとき、子どもだった私は反感を覚えた。

「なんで、女だけ笑わないといけないの？　笑顔がなんで必要なわけ？　必要なことは、話せばいいじゃない」

大真面目にそう思ったし、主張をきちんと言葉にできる人間になることが重要で、笑顔にそこまでの価値はないと思っていた。

でも、40代半ばで経験した入院生活中に、笑顔の威力を目の当たりにした。実際、大病になっても笑顔の女性は多かった。笑顔を絶やさない女性たちは、入院中も尊厳を保ちながらも、確実に治療を終え、無事に退院していった。きっと彼女たちは、笑顔の力を知っていたのだろう。

ほどなくして、私も笑顔で過ごす患者になった。

笑顔を通じて、他の患者さんや看護師さんたちと適度な距離感を保つことを覚え、心穏やかな入院生活を手に入れた。そして、9カ月の長い長い入院治療を乗り越えることができた。

笑顔のパワーを知れたのも、病気になってからの収穫のひとつ。元の生活に戻ってからも、笑顔は大活躍してくれるだろう。これからの人生も、「笑顔」で自分を守りつつ生活していこうと思う。

その**6**

時間は絞り出すものではなく、じょうろの水のように注ぐもの

無限の時間を前提とした、プロジェクトの進め方

「今日から、時間ありまくり生活が始まります」

忙しいことがデフォルトの人なら、かなり戸惑うひと言だろう。もちろん私もそうだった。でも、ある日「時間ありまくり生活」が現実のものとなった。

毎朝6時に長女を起こす。着替えたら、まず算数の問題集を解かせる。次女を起こしたら、2人に朝食を出す。子どもたちを学校に送り出すまでの時間を使って、自分の身支度を済ませる。子どもが出かけたあと、まもなくして自分も出社。

会社では、中堅コンサルタントとして、複数のプロジェクトのマネージャーを担当。社内業務も結構なボリュームをこなしていた。社内で複数打ち合わせに参加し、外出会議もこなしつつ、17時半すぎに退社。18時半前に帰宅し子どもたちに夕食を食べさせ、その後2人の宿題や習い事の練習を見る。お風呂に入れて10時前に寝つかせたら、2時間程度自分のため時間を過ごす。そして、くたくたになりながら眠りにつく。

入院前の毎日は、こんな調子だった。

自由時間は、通勤時間と外回りの際の移動時間、ランチ時間と子どもが寝たあとの時間のみ。毎日の歩数はだいたい7000～8000歩ぐらいで、運動の必要性は特に感じていなかった。

時間ありまくり生活を耐え忍ぶ

入院してからの生活は、こんな感じだった。朝7時の起床で、病院での生活は始まる。体重と熱を測り、血圧を測りに来た看護師さんに報告する。3度の食事とシャワー以外の用事は、検査や抗がん剤の投与ぐらい。特に検査や治療がない日は、やることがない。

夜は9時に消灯。消灯後も、各自電気スタンドをつけてベッドの上で起きていられるが、大部屋にいると物音をたてることはできない。１日の歩数は、５００歩を切る日が続いた。

抗がん剤は、悪い細胞をたたくと同時に、白血球もたたく。白血球数の低下は免疫力の低下を意味し、白血球数が回復しないと次の治療は開始できない。

そのため、抗がん剤投与が終わったあと、白血球数が戻るのを患者はひたすら待つ。感染症にかかった場合は輸血をしたり、抗生剤の投与をしたり、と忙しくなる。もっとも、体調が辛くなるので何もする気が起きないが……。白血球数が低下しても、体調が安定しているときも多々ある。

そんな状況のときは、文字通り時間を殺すしかない。

「どうやって、時間をつぶそう……」。ため息とともに、何度も口にした言葉だ。

「時間をどう効率的に使うか」を常に考えて生きてきたが、

入院後、「時間をどうつぶして生活するか」を真剣に考えなければならなかった。

「とにかく、何をするにも一番時間のかかる方法を選ぼう」。そう決めた。

入院前は「最短の動線」を意識して動いていた。しかし、入院後は、今までの原理原則とは真逆の「最長ルート」を考えてから動くようにした。

外来棟で検査を受けるとき、入院棟と外来棟の連絡通路は使わずに、入院棟の1階に降りて、曲がりくねったルートで外来棟に移動した。体調が悪くない日は、共同スペースに出て、読書をしたり、音楽を聴きながらエアロバイクで運動するよう心がけていた。

スマホ、PC、イヤフォン、本を病室から持っていく必要があったが、わざとそれらを1つひとつ運ぶようにした。病室から共同スペースの間を何度も往復すると時間も使えるし、運動にもなるので、一石二鳥だった。

こんな非効率的な動き方は、物心がついてから1度もしたことがなかった。

「時間とエネルギーを無駄使いするのがベストな動き方」、と思う日がくるとは想像しなかった。

時間をどうにかつぶさなければならなかった私は、入院前には絶対にやらなかったことにチャレンジすることにした。

お裁縫は大の苦手だが、手芸はつくる喜びがあるし、作品を眺めたら頑張って耐え忍んだ入院生活を思い出せるだろうと考え、刺繍にトライした。中学生のころ使っていた裁縫箱を持ってきてもらい、刺し子のコースターセットに取りかかった。コースターを8枚仕上げたら、だいぶ手先が慣れてきて楽しくなった。

さらに髪留め制作に取り掛かり、入院中にお世話になった友人へのお返しとして、30個近く刺し子刺繍の髪留めをつくった。

以前とは真逆の発想と行動で、9カ月続いた「時間ありまくり生活」をなんとか耐え忍び、私は無事に退院した。

退院後、時間を注ぐことで価値が生まれることを知る

だが、退院後以前のような効率性を重視した生活に戻ったかといえば、否である。

第一に、以前のような身体にはすぐに戻らなかった。退院直後は、右手がひどい腱鞘炎になり、家事・育児を素早く行えなかった。

退院後も、家での薬の投与は続いており、副作用もあった。そんな状態だったので、1日にこなせる用事のボリュームは、確実に減った。

退院さえすれば、効率的に動ける生活が待っているかと思っていたので、落胆した。

退院して1年になろうとしたころ、コロナウイルスによる外出自粛生活が始まった。相変わらず服用していた薬の副作用は続いていたが、右手の腱鞘炎は治り、家事をだいぶ自由にこなせるようになっていた。

気軽に外食できないこともあり、在宅時間を利用して、料理に勤しむことにした。料理にはまり出すと、著名料理研究家によるレシピを試すようになった。時短料理をうたう料理研究家もいれば、昔ながらの調理方法を推奨する人もいる。

そんな多くの料理研究家のなかから、私が師匠と仰いだのは、アレンジ料理をひと手間かけてつくることを提唱する、栗原はるみさんだった。

栗原はるみさんのレシピは、手間がかかる工程が含まれていることが多い。でも、確実においしい料理ができ上がる。

40円以下で買える、「もやし」。

もやしのひげを1本1本取り除く。ていねいに処理したもやしを、高温でしゃきしゃきに炒め、塩コショウするだけで、ものすごくおいしい一品になる。もやしが、８００円以上の一品に変身する感覚だ。40円で買ったもやしが、10倍、20倍の価値を生み出せることを学んだ。

「もっと素早く、もやし炒めはつくれる。でも、同じ料理をつくるためにより時間をかけること、イコール、時間の無駄ではないんだな」

時間という「枠」の中で、どれだけ多くのタスクをこなせるかが重要だと思って生きてきた。料理を通じて、時間をかけることにより、ものの価値を増やすことができることを知ったのは、目から鱗の経験だった。

「時間に関して、似たような感じ方をしたことがあったような気がする……」

入院中、一生懸命「つぶしていた」と思っていた時間が、実は白血病を治してくれていたことを思い出した。

白血病は、「薬」と「時間」の掛け算で治すということを理解した。時間をかけることで、抗がん剤を順序通りに投薬し、その効果を引き出すことができるということだ。時間をかけず、投薬のみで白血病を治すことはあり得ない。

時間とは、治療や料理において、芽を育てるための、「じょうろの水」のようなものなのだ。

退院直後は、効率的な生活に戻れるか不安だった。しかし、今はあの生活には戻りたくないと思っている自分がいる。限られた時間内にタスクをこなすだけの生活はしないし、時短クッキングしかつくれない生活もしたくない。

白血病の再発防止のため、これからも「じょうろの水」を治療を終えた身体に注ぎ続けたい。

収入は減るかもしれない。

でも、時間をかければ元手が小さくとも大きな価値を生み出せることも知ったので、以前よりは怖くない。

白血病の治療に大きなコストを支払ったけれど、得たものも大きかった。

残りの人生、「じょうろの水」を注ぎながら生きていけるのだから。

その **7**

白血病につきもののトラブルへの対応

髪が抜けたら、たわし頭のケアを大切に

「抗がん剤を投与してから、２週間後ぐらいから髪の毛が抜け始めます」

主治医は、いつもと同じテンションでこういった。

「先生、髪の毛が抜けない人って、いるんですか？」

「いません」

会話終了。

藁《わら》にも縋る気持ちで質問したが、無駄だった。

「髪の毛、抜けちゃうんだ……。まるでドラマの世界じゃない……」

急性白血病と診断され緊急入院していた私は、すぐにはその事実を受け入れられなかった。

肩まである髪の毛が抜けてなくなるなんて。

これは何かの罰ゲーム？　私、何か悪いことしたっけ？　と考え込んだ。

でも、主治医に例外はないとはっきりいわれて、気持ちは自然に切り替わった。

想定内のトラブルだから、すぐ対応に着手

「くよくよしてもしょうがない。抜けちゃうものは抜けちゃうのだから……」

髪が抜けることからは逃げ出せないのだから、準備をしなくては。主治医が病室を出たあと、さっそくトラブル対応に着手した。

無菌室に入ると身動きがとれなくなるので、まずはヘアカットをしよう。髪が短ければ、脱毛し始めたときに楽だろう。

かつらの手配もしなくては……。外出を禁じられていた私には、院内の美容院に頼るしかチョイスはなかった。

「外に出て、かつら専門のお店に行けたらよかったのに」、最初はそう思った。

だが、院内美容院にはガン患者の対応に慣れた美容師さんがいて、不安な気持ちを和らげてくれた。

そして、私の髪を手際よく切りながら、親切にいろいろなことを教えてくれた。

「肌着的なコットン帽を被って、そのうえからかつら被るほうが蒸れなくていいですよ」

脱毛してから使う特別なシャンプーやかつら用のシャンプーもあることを教えてもらった。かつらを被るためには、その他のアイテムもそろえる必要があるようだ。はじめてかつらを被るので、知らないことばかりだった。

「本格的に抜け始めたら、髪の毛を剃ってしまったほうが楽です。連絡をもらえたら、病室に出張して剃りますよ」

出張丸刈りサービスが存在するとは！

病棟から出られない白血病患者にとっては、非常にありがたいサービスだと感心した。

さらにレクチャーは続く。

「剃ってしまったほうが、生え始めたときに髪がきれいに生えてきます。

髪がなくても、毎日シャンプーしてドライヤーで乾かしてください。

毛穴の脂つまりを解消するので、生えてくる髪によいといわれていますので」

「なるほど。生えてきたときのことを見据えて、髪が抜けている間もケアしたほうがよいのですね！」

髪が抜け落ちることにショックを受けていたが、髪が再び生えてくる前提の話を聞き、光が見えた気持ちになった。

院内美容院で上質な情報収集ができたことに、私は感謝した。

「髪が抜けたら、教えてもらったように毎日ケアしよう。
ケアすればきれいな髪がまた生えるみたいだから、頑張らなきゃ」

そう自分に言い聞かせながら、問題解決の枠組みを頭の中で描いた。

主治医の宣告通り、2週間後に髪は抜け始めた。しかし、そのころ、重篤な感染症に苦しんでいた私には、髪の毛を気遣う余裕などなかった。

腸閉塞による激痛に、うなされる日々。

正直、髪の毛なんてどうでもよかった。

やがて腹痛が落ち着いてきたころ、抜け落ちる髪の毛でベッドや床が汚れるのが気になり出した。

「美容師さんに出張をお願いして、髪の毛を剃ってもらっていいでしょうか？」

問題解決のフレームワークで「脱毛」と「発毛」を整理する

現象の把握

- 抗がん剤の副作用により脱毛するが、抗がん剤投与が終わると髪は生えてくる

↓

情報収集

- 髪が抜けている最中のケアが、生えてくる髪の質を左右する

↓

原因分析

- 毛穴の脂つまりや頭皮の乾燥は、髪が生える際に悪影響を与える

↓

解決手段

- 髪がない状態でもシャンプーし、ドライヤーをかける
- 頭皮を適度に保湿する

そう主治医に告げ許可をもらった。そして、病室に新聞紙を敷いて、髪を剃ってもらうことになった。

人生ではじめての、バリカン体験だった。

バリカンの音が聞こえてきたが、すでに髪が抜けていたので、たくさんの髪の毛が床に落ちる気配はなかった。

「出家する人も、こんな感じで髪を削るのかな」

そんなことをぼんやり考えていたが、自分の丸坊主姿を鏡で見る勇気はなかった。

コットンの帽子を必ず被るようにして、髪を剃った頭を鏡で見ないようにして生活した。

でも、シャンプーをするとき、指先で坊主頭であることがわかった。その「たわし」を触るような感覚は、はじめてのものだった。

「本当に、またちゃんと伸びてくるのかなぁ」

いくら問題解決のフローを明確にしていても、「たわし」頭に触れるたびに、私は暗い気分になった。

9カ月に及ぶ白血病治療の合間には、抗がん剤を投与しない時期もあった。その間は、髪の毛や、薄くなっていた眉毛もまつげも生えてきた。帽子を被れば結構元気そうに見えたし、かつらを被れば、違和感をあまりもたれなかったかもしれない。
だが、抗がん剤が再び投与されると、また毛は抜け落ちた。大量の髪がついている枕を見るたび、ブルーになった。

でも、脱毛を何度か繰り返すうちに「しょうがない」と思えるようになった。

「髪は、また生えてくるので心配ないですよ！」。白血病病棟で働く看護師さんたちは、明るく励ましてくれた。髪の毛よりも、治療が順調に進むかどうかが重要で、治療が終われば髪は伸びてくる、と。

「幸いなことに治療は順調だから、いつかは抗がん剤投与も終わるはず。きれいな髪が生えてこられるように、今できるケアをしなきゃ」

副作用で髪が抜けるのは想定内のトラブル。

「トラブル対応を整理したとき、頭皮のケアを毎日していくと決めたじゃない」

そう自分を励ましながら、髪が抜けては生えてを繰り返す「たわし」頭をシャンプーし、ドライヤーで乾かす日々を過ごした。

新しいヘアスタイルに目覚める

無事に退院し、自宅に戻ってからもかつらを被る生活は続いた。初夏になると、かつらを被りながらの生活は辛くなった。とにかく暑いのだ。汗がたらたらと、額に流れてくる日々が増えてきた。

夏真っ盛りの7月のある日、鏡を見ながら自問自答した。

「かつらなしの生活、スタートできないかなぁ？」

髪の毛は、４センチぐらいまで伸びていた。でも、かなりのちぢれ毛で、朝起きると髪が立ってしまっている。もし、これがストレートだったら、少しはましなヘアスタイルになるのだけど……。

「ストパをかけたら、どうだろう？」

こんな短い髪にストレートパーマがかけられるか不明だったが、入院前に通っていた美容師さんに電話をかけてみた。

「できますよ、ストレートパーマ。４センチあれば十分です」

そう聞いて、私は歓喜した。

そして、1年ぶりに美容院を訪れた。

ストレートパーマをかけたら、ぎりぎりベリーショートに見えなくもなかった。

「ファッション関係の仕事をしている、と思われたりして」

おしゃれな人がわざとしている、超短髪ヘアーに勘違いされるかもしれないと思ったら、おかしくなった。そして、思い切って、私はかつらを被るのを止めた。

毎朝、運動部の男子学生のように蛇口の水を直接髪の毛にかけ、美容師さんに教えてもらったスチームコームで癖を直した。

極度のちぢれ毛が、ストパとスチームコームのおかげで、だいぶ直毛になった。

「素敵な髪型ですね！　お客様に似合うお洋服をおもちします」

ショッピングに出かけるたびに、店員の方に髪型を褒められた。ここまでのベリーショートは珍しいようで、希少価値があるらしかった。

「ファッション関係の人には、ベリーショートは受けがよいなぁ……。

私がベリーショートにした理由は、ファッションのためではないんだけどね」

髪が抜け落ちた日から、もう少しで丸3年になる。

私の髪は順調に復活し、髪質もより直毛に戻った。意外なことに、髪の量は治療以前より豊かになり、白髪もほとんど生えてこない。

そんな私の髪を見るたびに、美容師さんは驚く。

伸ばすこともできるが、今でもショートをキープしている。とにかく、手入れが楽だし、以前と違う服が似合うようになって、おしゃれも楽しい。

これから抗がん剤治療を受ける方は、髪が抜け落ちることを不安に感じていると思います。また、今は病気でなくても、いつかガン治療を受けることとなり、髪の毛のことで暗く落ち込むことがあるかもしれません。

でも、大丈夫です。

髪が抜け落ちても、きちんと手入れをすれば、また生えてきます。自分の回復能力を信じ、生えてくるときのことをイメージしてください。

治療が終わったら、新しいヘアスタイルで新しいおしゃれを楽しめる日が、きっと待っています。

ただ、「たわし」頭になっても、コツコツお手入れを続けることが重要であることを覚えておいてください！

column

病室でのセルフケア

コロナ禍でお家時間が増えたため、美容にお金や時間の投資をする人が増えたと聞いた。時間がたくさんあるなら、美容ケアに時間を使うのがよかろうと、入院中の私も考えた。また、睡眠は美容とも深いつながりがあるし、よい睡眠を確保することが早期退院にも重要だと考え、病室で寝られるよう工夫をした。

①スキンケア

抗がん剤の副作用で、通常では考えられないほど肌が乾燥した。通常の保湿クリームでは効果がなかったので、顔にも身体にもオイルを朝・夜たっぷりぬって保湿を行った。オイルは、十年来、私の肌を見てくれているエステシャン兼友人が浸透のよいものを選んでくれた。専門家に、肌の状態に合ったケア用品を教えてもらえたのも、肌の状態をキープできた要因のひとつだと思う。

感染予防のため、1日に20回以上は手を洗っていたが、手を洗うたびにお気に入りの香りのハンドクリームをつけていた。好きな匂いによって、気分もだいぶ潤ったと思う。

なお、抗がん剤は爪にも影響を与える。甘皮と爪に専用オイルを塗りこむことも毎日の日課にしていた。

②ヘアケア

抜ける前にベリーショートにした髪は、抜け始めたらすぐに剃ってしまった。

それからは、毎日抗がん剤治療中に適した専用シャンプーで洗髪し、ドライヤーで頭皮を乾かすことを日課にケアしていた。

頭皮に脂がたまるのも、逆に乾燥するのもよくないらしいので、頭皮の状態が維持できているか毎日確認していた。一度だけ頭皮に発疹ができたが、少量のオイルを患部につけたらよくなった。ただ、オイルのつけ過ぎも頭皮にはよくないらしいので、注意が必要。

冬になってからは、就寝中にもコットンの薄手の帽子を被り、頭皮を乾燥から防ぐ対策をとった。

③睡眠ケア

寝る前の儀式を決め、毎晩同じ行動を繰り返すようにしていた（私の場合は、スキンケアを丁寧に行うことが睡眠前の儀式だった）。同じ行動をとってから、眠りにつくようにすると、頭に寝るスイッチが入った。そして寝る際は、穏やかなクラシック音楽をイヤフォンで聴いた。ちなみに、耳栓替わりにもなるイヤフォンは、マストアイテムだった。

寝られないときは、「時間はたっぷりある」と焦らないよう自分に言い聞かせる。そして、「1晩寝ればそれだけ退院に近づく」とイメージするようにした。

その 8

治療スペースは、機能性重視で！

大きな声ではいえませんが、無菌室推しの私です

「こちらが今日から入っていただく、無菌室です」

看護師さんが、ドアを開けながらいった。特殊な部屋とは聞いていたが、実際に無菌室を見たときの衝撃は忘れられない。

「これ、監獄？　トイレがむき出しじゃない……」

広さは、6畳ぐらいだろうか。壁・仕切りが一切ない部屋で、ベッド、棚、洗面所、ト

イレがむき出しに並んでいる。トイレは、電動のブラインドとカーテンを下げて利用するという。

無菌状態を保つために、24時間空調がかかっている。それでも、室内に入る人は、エアシャワーを浴びてから、使い捨てのエプロンを着て入室するのだそうだ。部屋から出られるのは、１日１回のシャワーのときのみ。13歳以下は、入室不可。小学生の娘たちは、ガラス窓越しから電話を通じて私と話すことになる。

検査を受けていた一般病棟から、血液内科病棟に降りてきた私は、無菌室を見てショックを受けた。でも、白血病の治療のためには、どうしても無菌室に入らなければならない。

その事実を受け入れ、居心地よい空間をつくるため、自分ができることを考えた。

孤独な独房？　精神をやられそうな無菌室

まず、マグネットを調達して、アルミの壁に子どもの描いた絵や、お気に入りのポストカードを貼った。許可を得て、スピーカー、ＰＣスタンドと椅子を持ち込んだ。これら追加的なアイテムを活用し、より快適に音楽を聴いたり、映画鑑賞ができる環境を整えた。

でも、何をしても無菌室は孤独な独房だった。

無機質な部屋を見まわすと、寂しさが募ってくるのだった。

こんな環境に長くいたら、精神も相当病みそうだ……。一刻も早く無菌室から出なくては。そのためにも、厳しい抗がん剤治療をやり抜くぞ、と自分に誓った。

抗がん剤治療の副作用から、白血球数は30まで落ちた。免疫力が著しく低下した状態では、無菌室にいても感染症が襲ってくる。

私の敵は、腸閉塞だった。のたうち回るほどの激痛が続き、何も食べることができなかった。

10日程度で腹痛は収まってきたが、今度は右手が自由に動かなくなっていることに気づく。左脳に膿瘍ができてしまったのだ。そのため、気がついたときには右手が麻痺していた。

体重は10キロ近く減り、右手は麻痺し、さらに髪の毛は抜け落ち始めるという悲惨な状態に陥った。24時間点滴につながれていたので、日中でも夜中でも、動くときは点滴スタンドを連れていかなければならない。

そんな壮絶な状態に陥ったとき、牢獄のような無菌室が治療に専念するための機能的空間を提供してくれることに気がついた。

抜け落ちる髪の毛で床やベッド周りが汚れても、誰も見舞いに来ない無菌室では気を遣う必要がない。また、毎日朝一番に、掃除もしてもらえたので、抜けてしまった髪を見て気持ちが下がる時間も短くて済んだ。

無菌室に仕切りがないのは、空気を循環させるためと、埃や汚れを部屋にためないためだそうだが、腸閉塞のときには特に便利だった。

仕切りがなかったのですぐにトイレが使えたし、腹痛を抱えながらも備えつけの電子レンジで湯たんぽを素早く準備できた。

完全個室のため、周りに気を使わないでマイペースで生活ができることも大きな利点だった。

麻痺した右手のリハビリのため、理学療法士さんが頻繁にリハビリの指導しにきてくれた。人の目を気にせずに、朝・昼・晩と毎日3回トレーニングに励めたのは、右手の回復に大きかったはずだ。ベッドに横になったままの筋肉トレーニングや、固まって動かなくなった指の運動を行った。スマホのタイマーを使ったり、自分を鼓舞するために声を出したりしながらリハビリしたが、他の人と共同生活を行う大部屋だったら継続は難しかったと思う。

無菌室では、子どもたちといつでも電話することができた。個室なので消灯時間もないし、話し声が他人の迷惑になることもなかったからだ。ベッドに横になりながら好きなときに子どもたちとコミュニケーションがとれたのは、体調がすぐれなかった私にとって、とてもありがたかった。

夜中に体調が悪くなり看護師さんに対応してもらった際に、その後なかなか寝つけないときは、夜中でもテレビをつけて気分を紛らわすこともできた。普段はほとんどテレビを見ない人間だった私も、無料でテレビが見られた無菌室では日中テレビを見て過ごした。生まれてこの方一番テレビを見たのは、無菌室でだったと思う。

無菌室に入ってから、2カ月超が経った頃、リハビリの成果から右手もだいぶ動くようになり、お箸で食事が食べられるようになった。

退室するのが、名残惜しくなった部屋

「そろそろ、大部屋に移る時期ですね」

ある日、担当の看護師さんからそう告げられた。聞きたくなかったそのひと言に、とっさに反応した。

「あの……本当に、大部屋に移動しないとだめでしょうか？」

プライバシーが保たれ、無料の冷蔵庫・電子レンジが完備されており、消灯時間もなくテレビ・電話が使いたい放題の無菌室から出されるのは、心の底から嫌だった。

「そうですね。寛解を目的とした抗がん剤治療のあと、体調が落ち着いたら皆さんに移動をお願いしています」

私の願いも虚しく、無菌室での生活は約2カ月で終わりを告げた。

「入った日には、あんなにすぐに出たかったのに……」

入ったときと出るときとでこんなに印象が変わる部屋は、きっと最初で最後だろうと考えながら、そうつぶやいた。

これから無菌室に入る方へ。

はじめて見るときはびっくりしますが、無菌室のその監獄のようなつくりには理由があります。無菌室が治療のため快適な空間となることを保証します。そして、私と同じくあなたもきっと無菌室から出る日を可能な限り延ばしたいと思うのではないかと予想します。

大きな声ではいえませんが、大部屋より無菌室推しの私です。

column

無菌室の利便性

無菌室の利便性を客観的に評価してみる。

● 通信環境

入院していた病院は患者に無料のＷｉ－Ｆｉを提供しているため、無菌室においてもＰＣやスマートフォンを使う環境が整っていた。

●デバイスやツール

PCやスマートフォンは自由に持ち込みが可能。私は、椅子やPCスタンドも持ち込んで、快適にそれらのデバイスを使える環境を整備した。なお、大部屋では椅子などの持ち込みは認められないだろう。

●収納・その他設備

個人の棚やロッカーが備えつけてあり、十分な収納スペースがあった。その他テレビ・冷蔵庫・電子レンジが完備されていた。

●サウンドコントロール等

個室であるので、雑音・騒音もなければ、自分の出す音も気にしないでよかった。湿度も温度も、自分で設定できた。

見た目が監獄風なので強烈な印象を受けるが、高い機能性により、そのネガティブな印象が時間とともに払拭されていく。それが無菌室なのだ。

その 9

患者もプロジェクトメンバーだと気づくべし

寄り添ってほしいなら、物言う患者になりましょう

「大丈夫ですよー。順調なので、何も心配しないでくださいね」

看護師さんが、手術台に横たわる私に呼びかけた。そのとき私は、大学病院の手術室で首にカテーテルを入れる処置を受けていた。首にカテーテルを挿入するのは、そのときが4度目だった。

何も質問していないのに、声がけがあるなんて、何かがおかしい……。

そういえば、いつもよりも時間がかかっている気がする……。

白血病治療のための抗がん剤は、首の血管に入れ込まれたカテーテルを通じ投与される。そのため、白血病患者は治療開始時にカテーテル処置を受ける。カテーテルを入れる処置は、ちょっとした手術だ。当然、痛い。首に刺すので、場所的にも怖い。

さらに、感染予防のため通常カテーテルは、1カ月〜2カ月で差し替えられる。9カ月の入院中、私は7回カテーテルを差し替えた。

「首に刺すほうが、腕に刺すよりも快適なんです。両手が自由になりますから」

主治医は淡々と、そう説明した。しかし、手術台で処置を受けると聞くと患者は緊張する。処置は主治医とは別の医師が行い、処置のたびに違う医師が担当すると告げられ、ますます不安になった。

初回のカテーテル処置で、多くのことを学んだ。

麻酔注射は、始まりに2回、そして糸を縫う処置のための1回の、計3回であること。

処置直後、止血のために担当医師が首に圧をかけるが、強過ぎると処理後に首の筋が痛くなること。テーピングの際に首を横にし過ぎると、その後正面を向くのが難しくなること。2回目のカテーテル処置はトラブルなく済み、3回目になると私も余裕が出てきた。3回目の処置の担当医師は非常に手際がよく、15分で処置が終わった。

「今日はラッキーだった！　次回も今日の先生が、担当してくれたらなぁ」

上機嫌ではあったが、すでに次の処置のことを心配しながら病室に戻った。

「治療にしたがう」と「要望を黙っている」は別物

嫌な予感は的中した。

4回目の処置はそれまでとは、まったく違ったのだ。局所麻酔の注射をするとき、手の震えを感じたし、処置が終わるのに、1時間近くもかかった。病室に帰ってから鏡を見たら、いつもよりも自分の顔が白い。聞いたところ、カテーテルがうまく血管に入らず3回やり直したそうだ。だから、看護師さんが思わず私に声をかけたらしい。

医師が麻酔を追加したので、テーピングの際、首の感覚が戻らなかった。そのため、正面を向くのが難しい角度でテーピングされてしまった。

それまで、黙ったまま担当医の力量と運に預けてきた私は、大いに反省した。

「やっぱり、受け身だとだめなんだ」

私には、医学の素養はまったくない。基本的に医師の指示したことにしたがうスタンスだった。でも、治療にしたがうことと、自分が望んでいるケアについて黙っているのは、違うレベルの話だと気がついた。

コンサルティングのプロジェクトでも同じことがいえる。顧客は目的を達成するため、コンサルタントに要望を伝える。

プロジェクトの進め方について希望を述べるのは、納得のいくコンサルティング業務を求めるからで、満足いく成果物だけでは不十分なのだ。

患者イコール顧客ではないが、患者が治療を受ける際に、納得のいくプロセスを求めるのは不自然なことではないだろう。

そこで、厚かましいかと多少は気になったが、次の処置からは積極的に医師とコミュニケーションをとることにした。

まず、経験が豊富な先生にお願いしたいと伝えた。シフトはすでに組まれてしまっているから、実際に医師が変更になることはなかったと思うが、こちらも医師のスキルがわかりますよ、というアピールにはなったと思う。

次に、なるべく手際よく進めてほしいと伝えた。痛いのはしょうがないが、3回目の処置のように15分であれば我慢できると説明した。

テーピングについても、首の角度を確認するようリクエストした。患者は、カテーテルを入れたまま何日も生活する。そのため、テーピングについての不安を伝えることは重要だった。

「物言う」と、「感謝」も伝えやすくなる

コミュニケーションをとるようになったあと、3回カテーテルの処置を受けたが、納得のいく処置を受けることができた。医師たちは、処置を始める前に自身の経験について説明して、私の不安を取り除いてくれた。

成果はともかく、15分を目安に素早く処置を行い、テーピングの際も首の角度について確認してくれた。

双方向のコミュニケーションがあったので、処置のあとに自然に担当医に感謝を伝えや

すかったのも、嬉しかった。

コンサルタントにとって、プロジェクトの遂行フェーズで顧客から得られるコメントは非常に貴重だ。コメントを通じて、顧客の考えや満足レベルが伝わってくるからだ。

コンサルタントは、受け取ったコメントをベースに、残りの業務遂行をより顧客満足度の高いものにしようと努力する。他人事としてプロジェクトに参加する顧客と、自分もプロジェクトの一員だと考える顧客の違いは、業務遂行時のフィードバックだと思う。

私も患者として要望を伝えたり、感謝を伝えたりすることは、意義のあることだと感じた。

実際に医師とやり取りをしたおかげで、処置をする側・される側という関係から、ベストな処置を行うための「寄り添う関係」になれた気がした。

何に不安を感じていて、どういうことが不快なのか。

自分の思いを医師に伝える「物言う患者」になると、医師との距離はぐんと縮まる。

医師に寄り添って治療をしてもらえると、患者の不安もストレスも大きく解消される。

医師に寄り添ってもらい治療を受けたいのならば、「物言う患者」になるしかない。でも、多くの患者は専門知識がなかったり、医療行為の知識が浅かったりするので、萎縮してしまっている。

医師に自分の思いを話すのをためらっているのであれば、思い出してください。病気を治すのは自分であり、自分のことを語るのに、医学の知識は必要ないのだと。そして、勇気を出して医師に話しかけ、「物言う患者」になってみてください。

column

職場でも病院でも、効果的なコミュニケーションの方法は同じ

自分の意志を伝えることは、入院患者にとっては最重要課題である。自分の意志を伝えられない、イコール、希望していない状況に陥ることを意味する。病院で効果的に自分の意志を伝えるため、私は職場で学んだ3つのことを心がけてコミュニケーションをとるようにした。

①戦略立案

主治医は朝と夕方の1日2回病室に来てくれた。とても忙しいので、患者に与えられる時間は約5分程度。主治医に質問したいことや、伝えたいことを効率的に話す必要がある。事前準備はマストだ。必ずメモに整理してから主治医を待つようにした。ちなみに、なんでもかんでも医者に聞くのはＮＧ。忙しい医師は全方位的には対応できないし、対応するモチベーションもない。看護師さんに確認すべきこと、薬剤師さんに聞くべきこと等、自分の知りたいことを抜け漏れなくリストアップして、適切な担当者を特定する。いつまでに確認したい内容かを整理し、担当者をどう捕まえるかについても考える。ここまで準備したら、安心だ。さらに、その日に達成したいコミュニケーションゴールを明確にして、相手に刺さるように質問・伝えたいこと等の話す順序・流れを確認したら準備万端だろう。

②プライオリティの明確化

主張にぶれがなければ、主治医も患者の要求を理解してくれるようになる。そのため、自分自身のプライオリティを明確にしておくことが重要だ。私は、いち早く退院して子どもたちとの生活に戻ること、そして長女の中学受験のサポートに復帰することを最優先事項とした。このプライオリティは最初から最後まで変わらなかった。そのため主治医にもよく伝わったと思う。私が医師に質問するときは、退院時期が延期しないかの確認という意味が強かったので、主治医はその点を配慮して説明を行ってくれるようになった。

③相手に合った言葉や表現の選択

プロジェクトマネージャーをしていた際、クライアントの性格や特徴を意識してコミュニケーションをとるようにした。結論を急ぐタイプか、背景情報を好んで求めるタイプか。病院でも、相手の特徴に合わせて言葉や表現を選ぶことで、的確に自分の思いを伝えることができる。

看護師さんには、患者の要求だけ話すのは効果的ではないと感じた。日常生活で触れ合うことが多い看護師さんには、体調に関する詳細情報や、ストレス状況など総合的な情報を伝えたうえで、伝えたいポイントを話すほうがより状況を理解してもらえることが多かった。看護師さんは日々の患者の体調・精神状態をトータルで把握することが任務だからだろう。

相手の職種・目的意識を考えたうえで、コミュニケーションをとる。職場でも病室でも、同じ作法が求められる。

その 10

患者向け研修があったら絶対に参加したのに、と思うわけ

患者向け参加型研修の必要性

「くれぐれも、無理はしないでくださいね。大事にしてください」

病気をすると、周りからこう声をかけられる。挨拶代わりのようなものである。

「お気遣いいただき、ありがとうございます」

こちらも、お決まりの返事をする。

でも、無意識に無理してしまうのが病人や病み上がりの人なのだ。私もそんなひとりだった。

2019年のお正月明けに、一時退院の許可が出た。

病人は無理をしているかどうかが自分ではわからない

待ちに待った一時帰宅。

年末はクリスマス、自分の誕生日、さらにお正月と続く。

いつもなら華やかな時期を、味気ない病院で過ごさねばならなかったので、心の底から辟易としていた。

幸運なことに、治療は順調に進んでいた。ここまで頑張ったのだから、治療が終わる春までこの状態をキープしたいという気持ちが強まっていた。

「退院したら、気分転換のため散歩をしよう。

きれいな空気を吸い込むのは、きっとストレス解消にもいいはず……。

何より歩くのは、運動不足の足腰のためにもよいだろうし」

完璧に温度調整されている病室で、過ごしていた身である。防寒は重要だ。

一時退院中に風邪などひいたら、次の治療が延期となる。それだけは避けなければならない。

私は、ダウンコート、帽子、手袋、それと革のロングブーツ、と念入りに着込んで、自宅近所の公園に向かった。

長期にわたる抗がん剤投与のため、１カ月間病棟から出ることを禁じられていた。病棟で過ごす生活では１日の歩数は、３００～４００歩ぐらい。運動をしてこなかった脚は、軽やかには動かなかった。

ヒールがずしりと重い頑丈なブーツを履いたから、余計そう感じたのかもしれない。

「筋力をつけるために、あと3周したら帰宅しよう」

そう公園を歩きながら私はつぶやいた。

脚が重いのは筋力が低下したため。筋肉をつけるため負荷をかけて動かすのがよいと思い、ロングブーツの重さを多少辛いと思いながらも、頑張って散歩を続けた。

「脚がずきずき痛くて寝られない……。脚が熱をもってるみたい」

久しぶりに自分のベッドで眠りについたのに、両脚がギンギン痛くて夜中に目が覚めてしまった。

万が一のために処方されていた痛み止めを飲んだり、冷やしたり、温めたり、自分のできる限りのことをしたが、痛みは治まらなかった。

「重いブーツで歩き過ぎたのが、よくなかったのかな……」

その痛みは、手が腱鞘炎になったときの痛みに似ていた。筋力が低下した脚に、重いブーツを履いて歩き回ったこと、この痛さの感じを考えると、腱鞘炎が一番ぴったり当てはまる。

深刻な状況ではないと自己判断できたのはよかったが、腱鞘炎になった部位が広かったため、手のひらや手首が腱鞘炎になったときの痛みとは比較にならないほど辛い。日中はそれほど気にならないのに、不思議なことに、脚の痛みは横になると痛さが増した。ろくに寝られない日々を二晩過ごし、3日目の夜にやっと睡眠をとることができた。

「脚が腱鞘炎になることって、あるのでしょうか？」

再入院した際、看護師さんに質問してみた。

「筋力が低下しているときに、無理に脚を使えば、腱鞘炎のような状態になり得ますね」

看護師さんは怪訝そうな顔をしながら、そう答えた。

やはり、そうか……。若いころに運動をしていた人には当然理解できることなのかもしれないが、文系部活に入っていた私には、脚も腱鞘炎になるとは想像できなかった。

「重いブーツを履きながらの散歩……。筋力つけるために、よかれと思って頑張ったけやらないことにチャレンジしてしまう。
ど、無理してしまったなぁ」
病人は、いち早く健康を取り戻したい、という気持ちが強い。だからこそ、いつもなら

人は「無理をしないでくださいね」という。でも病人は、無理をしているのかどうなのかが、正直わからないのである。治療を受けたことで身体がどのような状態になっているか、患者自体がわかっていないからだ。

だから、患者向け研修があったら、受けたかったと心から思った。

私が研修を設計するならば、治療期間中の生活上の心得を理解することを目的とする。医療に対する知識は人それぞれ違うし、やはり基礎がないと理解できない難解な内容が伴う。だから、病気に対する知識を深めるというよりは、生活上気をつけることを把握する研修内容にしたい。

患者間でのナレッジエクスチェンジがあればいいのに

20年間社会人をやってきて、いく度も研修を受けた。その経験から、グループワークによるブレインストーミングを踏まえた問答集づくりが患者には適していると思う。抗がん剤治療を受け、自分の身体がどのような状態にあるのかを理解し、すべきこととすべきでないことを複数の患者の目を通して、精査する。グループワークによって、個人では思いつかないような点があげられるだろう。

具体的な注意点が明確になれば、患者がひとりで活動する際に、行動に対してＧｏとなるのかＮｏ　Ｇｏとなるのかの判断の精度が上がるだろう。最終的には医師や看護師等によるレビューが必要だが、患者にしか思い浮かばないことや気がつかないポイントをあげることが重要なので、あえて患者同士で考えることに意義がある。

具体例が書かれた「抗がん剤治療中の白血病患者が、するべきでないことリスト」を研修成果とするのもよいだろう。

「一時退院の際に、筋力をつけようと思って重い靴やブーツを履いて散歩をしないように」

これが、私が身をもって発見した「するべきでないこと」だ。

「毎日やると決めるルーティーン的な運動は、設定しない」

「すぐに横になれない状況で、2時間以上の活動はしない」

「抗がん剤治療中であることを知らない人と、2人だけでは出かけない」

これらをリストに加えたい。

患者が治療中の体験をもとにリストをつくれば、きっと説得力のあるものになると思う。

患者間のナレッジエクスチェンジが進まないのは、グループワークを行うような余裕が病院側にないからだろう。

でも、治療期間をより快適に過ごすために、患者間の知識共有があったほうが確実によい。

体調によっては、オンラインミーティングが適しているかもしれないし、データベースに直接自分の経験を書き込めるような形もよいかもしれない。多くの場合、患者は看護師さんを通じて「過去にこんな患者さんがいました」という情報を得ているが、こういった有益な情報に誰もがアクセスできるようにするべきだと思う。

「抗がん剤治療中の白血病患者が、するべきでないことリスト」があれば、脚を腱鞘炎状態にして眠れない日々を過ごす必要はなかったはずだ。

よかれと思ったことが裏目に出て、徒労感と虚しさを感じたあの一時退院の日々。

あれだけ心待ちにしていた自宅での時間を、台無しにしてしまった自分。

あのときのことを考えると、

「患者向けの研修があれば、絶対に参加してみたかったのになぁ」

と思ってしまう。

その **11**

入院中の意思決定も、フレームワークを無意識に活用していた話

思いがけない二者択一問題に、どう答えたか？

「化学療法だけではなく、骨髄移植もすべきか考える必要があるということですか？」

主治医から思いもよらない話を告げられ、焦って聞き返した。

「そうです。膿瘍の治療のため、6週間抗がん剤治療をストップしてしまいました。また、一部の抗がん剤はすべての薬を投与できずにいます。治療開始当初は、化学療法だけでよいと判断していました。しかし、このような状況になったので、骨髄移植も検討したほうがよいと考えています」

私は、がっくりと肩を落とした。

膿瘍治療のせいで、ただでさえ入院期間が延びているのに、骨髄移植をしたらもっと退院が遠のくではないか。骨髄移植は、治療自体も非常にタフなうえに、治療後の体調にも大きく影響があると聞いていた。

「骨髄移植をした場合と化学療法のみの場合で、退院したあとの体調はどれくらい違うのでしょうか？」

恐る恐る質問した。

「入院前を１００とした場合、化学療法のみは90、骨髄移植後は70ぐらいのイメージでしょうか。化学療法だけの場合は、筋力が戻れば比較的早くに普通の生活に戻れると思いますが、骨髄移植をした場合は、粘膜などへの副作用も出るので普通の食事がとれるようになるまでに時間がかかります」

そうと聞くと、ますます骨髄移植はしたくなくなる。

「私が骨髄移植をするメリットは、なんでしょうか？」

「再発率を下げるためには、骨髄移植が有効です」

治療方針の変更を打診されたとき、検討したこと

骨髄移植が、どれだけの再発率を下げることができるのか？　それが知りたかった。私が発症した白血病のデータは、国内だとそう多くないそうで、参考になりそうなアメリカで書かれた論文を、主治医が後日持ってきてくれることになった。骨髄移植をすると決めたとしても、ドナーがいないと始まらない。とりあえず、ドナーが骨髄バンクにいるのかどうかだけ、先に確認することになった。

私のケースについて簡単に整理するとこうなる。入院直後の検査で、私は急性リンパ性白血病と診断された。詳細検査の結果、骨髄移植は不要との判断が下され、抗がん剤による化学療法のみを行う予定であった。白血病治療の内容は、白血病の型によってプロトコルが決まっているので、医師と患者が意思決定してつくり上げるものではない。

私の場合は、急性リンパ性白血病向けの化学療法のプロトコルに沿って抗がん剤治療を粛々とこなすことになる、と入院直後に主治医から説明を受けた。しかし、想定外の副作用と化学療法の遅延から、骨髄移植を検討するように告げられた。

さて、どうするか。

私の意志を尊重してくれるようではあるが、主治医は骨髄移植を勧めているようだった。

まず、できる範囲で、化学療法と骨髄移植の情報収集・整理を行った。

治療期間は、化学療法でも最低6カ月はかかる。骨髄移植する場合と、それほど大きくは変わらないと聞いていた。ただ、私の場合は、膿瘍治療のあとに、骨髄移植を検討することになったので、ドナー探し等、アレンジにかかる期間も含めて、入院は最低でも10カ月超~1年になると予想された。

主治医が提供してくれた7~8年前に書かれたアメリカの論文によれば、確かに骨髄移植をした患者のほうが、再発率は低かった。しかし、私が期待したような50%減のようなレベルではなく、厳しい治療とその後の体調を考えた場合、メリットはそれほど大きいとは感じない数字だった。

私にとって、退院後の体調は優先順位の高いポイントだった。

子どもたちに長い間、寂しい思いをさせてしまった。だから退院後、母親が具合が悪くて半分寝ているような生活は避けたかった。

長女は中学受験を控えていたので、退院したら学校説明会への参加、通塾のサポートを積極的にしたかった。

退院後も通院治療で抗がん剤を飲み続けるため復職はできないが、育児にはなるべくコミットして、子どもたちの世話を目一杯してやりたかった。

治療の辛さも重要だった。

骨髄移植をするには、放射線治療も事前に行わなければならない。そして、私が腸閉塞を患った寛解治療を再度行い、そのうえで骨髄移植を行うという。

その後も、粘膜障害の影響で、食事をとるのがかなり辛くなると聞いていた。腸閉塞を患ったので絶食はしたが、抗がん剤による副作用としての吐き気はほとんどなかった私は、粘膜異常による食欲減退について聞くだけで、ブルーになった。

私の得た情報では、決定打に欠けていると感じたので、セカンドオピニオンを得ることにした。白血病患者を多く受け入れている病院の、高名な先生のレターを主人に入手してもらった。

そのレターには、主治医が私に説明していることとほぼ同じコメントが記されてあった。

ただ、「膿瘍治療が発生したこともあり、骨髄移植を検討するのは妥当である」という書き方で、絶対にする必要があるとも書かれていなかった。

情報収集を進めていたら、主治医が病室にやってきた。いつも機嫌のよい先生だったが、そのときも明るい表情だった。

「骨髄バンクから返事がきました。同じ型のドナーは１００人以上いるそうです。こんなに多くのドナーさんがいる患者さんは非常に珍しいです」

なるほど。私は、骨髄移植を自分が望めばできる環境が整っている、非常にラッキーな患者みたいだ。

自分のプライオリティを反映し評価を下し、意思決定

でも同時にこうも自分に言い聞かせた。

「流されるままに骨髄移植をしたら、絶対に後悔する。どちらにするか、自分で決めないと、どんな結果になったにしろ、人のせいにしてしまうだろう。それだけは避けなきゃ」

自分のことは自分で決める。
自分で決めたら、何事も人のせいにはしない。
人生、自己責任。

自分の昔からの生き方を、病人になっても忘れないように、と心の中の自分がつぶやいていた。結局、私は、意思決定の一般的なフレームワークを活用して決断を下した。意識的にフレームワークを使ったわけではないが、あらためて思い返すと評価軸を決め、さらに重みづけをして２つの治療方法について評価したように思う。

当時の頭の中を整理すると、こんな具合だった。

治療に関して評価軸を決めて、良４～悪１と評価。それぞれに重みづけ（高３～低１）を行った。化学療法と骨髄移植とを自分なりに評価すると、次のページの表のようになった。

私のプライオリティを反映して評価すると、化学療法を選ぶ結果となるのがわかる。

医師は、患者の病気を治し、さらに再発しないようにと考えて判断を下す。

患者は、自分の置かれた環境を俯瞰して、治療後どのように生活を組み立てていくかを

化学療法か、骨髄移植か、意思決定のフレームワークで決断

評価軸	再発率	治療後の体調	治療による負担	入院期間	合計
化学療法の評価	2	3	3	2	
重みづけ反映	4	9	3	6	22
骨髄移植の評価	4	1	1	1	
重みづけ反映	8	3	1	3	15

注）「重みづけ」は再発率の評価×2、治療後の体調の評価×3、治療による負担の評価×1、入院期間の評価×3で反映する

念頭に置いて治療を選ぶ。

１年間超入院しその後活動量を抑えた生活を続けて、60歳ぐらいまで再発しないで生きるのと、半年超で退院し積極的な子育てをして、もっと早い時期に再発するのでは、後者のほうが私にとっては価値があった。

特に、中学受験は待ったなしである。２０２０年２月の試験のために、２０１９年の春までには退院して、フルサポートしてやりたい。

２０１９年夏に退院して、その後寝たり起きたりの生活をするようでは、長女をサポートすることはできない。

腹を決めた私は、主治医に伝えた。

「いろいろと検討しましたが、やっぱり私は骨髄移植はしたくありません。予定通り、化学療法のみでお願いします」

その後、主治医と話し合いの場を２回以上もったと思う。

私の意思決定におけるプライオリティも、説明した。そして最終的には、主治医も当初の予定通り化学療法のみを行うことに同意してくれたのだった。

人はいつか死ぬ。死なない人間なんていない。

ただ、死ぬタイミングがみんなそれぞれなだけ。そのタイミングによって、いろいろな感情が湧き出てくる。

私は子どもたちが小さなときに、生きていたいと思った。彼女たちが成長したときに、生きていられなくても、小さなときは生きていたい。

そう思った。

骨髄移植をしないという決断。

この決断が、これからどういうインパクトをもつのか私にはまだわからない。再発するかもしれないし、しないかもしれない。

ただ、化学療法だけでも再発しない割合だって、それ相応にある。

きっと自分はその「再発しない割合」のなかに入れるんじゃないか、と思って生きていこう。

怯えて生きるのは疲れるし、つまらない。楽しい時間をたくさん過ごせば、次の治療に備えることができるし、乗り越えようと思う気力が湧いてくるだろう。

私は確実に、楽天主義者だ。

「交通事故にあったと思ってください」

と主治医がいった白血病になっても、それは変わらない。

その **12**

想定外シナリオへの対処法

白血病治療で手が麻痺する？

「あれだけ腸閉塞にだけはなりたくない、といっておいたのに……」

無念な気持ちで、大きな栄養剤の袋がぶら下がった点滴棒をベッドに横たわりながら眺めていた。

強力な抗がん剤で白血病細胞をたたく寛解化学療法を行っている最中、猛烈な腹痛に襲われた。

嫌な予感は的中した。２年前に発症した腸閉塞に再度かかってしまったのだ。

腸閉塞は、今までの人生で一番の激痛を伴った。

そう、出産よりも痛かった。だから主治医には、「白血病の治療は耐えるけど、腸閉塞にだけはなりたくない」と伝えてあった。

その願いも虚しく、私は2度目の腸閉塞の激痛に苦しめられることになった。寝返りを打つなどして、お腹が動くと痛み出すことが多かった。そのためベッドの上で身体を動かさないことに集中して過ごさねばならなかった。

自分では何もできないので、看護師さんに頼る生活。食べることもできないし、もちろんシャワーも浴びれない。トイレに行くことだけが自分の仕事だった。

「膿瘍」は猛烈な腸閉塞の痛みの次に現れた

1週間超、猛烈な痛みが続いたが、その後少しだけ余裕が出てきた。

「まずは、スマートフォンでも見ようかな」

いつもなら、あれだけいじくりまわすスマートフォンをずっと触っていなかった。ベッドの角に置かれていたスマートフォンを右手でとろうとしたら、妙に重く感じた。寝ながらスマートフォンについているリングに右手の指を通して、画面を顔に向けようとした。

「おかしいな。片手でスマートフォンを支えていられない。なんでこんなに重いんだろう……。寝たきりで筋力が落ちたからかな……」

たしかにこの10日ぐらい寝たきりで、絶食もしている。体重は、10キロ落ちてしまった。筋力は確実に減っただろう。でも、不思議なことに左手でもってみるとスマートフォンが楽にもてる。


右手と左手で、筋力低下に違いがでる？　そんなこともないだろう。

私は、仰向けになりながら、右手を観察してみた。

「あれ？　中指薬指小指の3本の指が固まって曲がってる。なんでまっすぐに伸びてないのだろう」


しばらくすると、3本の指が自由に動かせないことがわかってきた。すぐさまナースコールを押して、先生を呼んでもらった。

あいにく主治医は不在だったので、他の先生に状況を説明した。

「そんなことはないと思いますが、念のためＭＲＩ検査をしましょう」

顔見知りではない医師はこういった。

「ＭＲＩって、会社の40歳健診で受けた、やたらにうるさい検査か……」

先生のいっていた「そんなこと」が、どんなことを意味するのかわからないまま、翌日ＭＲＩ検査を受けることになった。工事現場のような音が延々と鳴り響く密室で、小一時間我慢する検査が終わった。

「左の脳に膿瘍という、膿《うみ》のようなものができています」

「これが原因で、右手が麻痺しています。膿瘍を治療しないと、命にかかわる可能性もゼロではないので、まずは、点滴による抗生剤投与で治療を行います」

無菌室のベッドに横たわる私に、そう主治医が淡々と説明した。「膿瘍」という言葉をそのときはじめて聞いた。

まずは、膿瘍の治療をしないといけないのか……。

いや、ちょっと待って。私は、何の目的のために入院してるのだっけ？

白血病の治療のためのはず……白血病の治療はどうなるの？

「抗がん剤治療はどうなりますか？　並行して進められるのですか？」

これ以上入院期間が延びるのは耐えられないという思いで、そう質問した。

「いや、無理です。まずは膿瘍の治療を行い、膿瘍が小さくなったことを確認してから、抗がん剤治療を再開します」


抗がん剤治療を、ストップする？　最低半年の治療は、いったいどれぐらい伸びるの？

1日も早く退院したいのに……。

「膿瘍の治療は、どれぐらいかかるのでしょうか？」

この想定外の状況に打ちのめされていたが、絶対に聞かねばならない質問をした。

「ケースバイケースですが、だいたい4週間から8週間だと思います」


おいおい、余裕で1カ月～2カ月入院延長か。

病院で受けた宣告のなかで、これが白血病発症宣告の次にショッキングなものだった。

白血病になったのはしょうがないとしても、予定通りに治療が進まないことに大きなストレスを感じた。

プロジェクトマネージャーとして働きながら2児の育児をしてきたので、他人や子どもが原因で物事がスムーズに進まないことはあきらめられた。

でも、自分が原因で治療が予定通り進まない状況は、落胆とどうしようもない怒りを生んだ。

右手の麻痺、白血病治療の延期……奈落の底でのリハビリ

「ご愁傷様」。誰かが、私に声をかけている気がしてきた。

「じゃあ先生、白血病の治療も延期になって、入院期間が延びるということですよね？」

わかってはいるが、どうしても確認したくなってそう質問した。

「残念ながら、そうなります。でも、膿瘍を放置することはできません」

そのとき私は下を向いて、先生の顔をろくに見ていなかったと思う。

「とにかくまずは、膿瘍を治療しましょう。右手の麻痺もあるので、リハビリの手配もします。明日から理学療法士が病室に来ますので、リハビリを始めてください」

リハビリ……。リハビリなんて、40年生きてきたなかで、一度も自分に関係あることと思ったことがなかった。あらためて、右手を眺めてみる。

中指・薬指・小指が曲がって変形してしまっている。3本が固まってしまい、バラバラに動かない。頭で、動くように信号を送っても、3本はいうことを聞いてくれない。

とっても変な感覚だった。

白血病の治療がストップすることに怒っていたが、右手の麻痺も一大事であることが時間が経つとともに、実感として迫ってきた。

まず、お箸が使えない。

顔を洗うときの水が両手でうまくためられない。

洗顔後の化粧水・クリームを塗るにも左手しか使えない。

メークもうまくできない。眉毛を書けなくなってしまった。

コンタクトレンズを入れるのにも、片側だけで30分以上かかった。

看護師さんのヘルプのある入院患者としてもこれだけ不自由を感じているのに、退院してから右手がこんな状態だとどうなるのだろう？

そう考え始めたら、心にできた絶望の穴がさらに広がった。

「文字も書けないので、書類のサインもできないな。きっと、仕事にも支障があるだろう。キーボードはなんとか打てるようになるかな？」

「料理をつくるなんて、無理だろうなあ。じゃあ、毎日の食事はどうするのだろう？外食したってうまく食べられないし。お箸とナイフフォークがきちんと使えないのだから」

「子どもの世話も以前のように、ぱっぱとすることは難しいはず。小学校1年生の次女は、まだ手がかかるのに……。毎日のバイオリン練習時に、私がバイオリン弾いて手本を見せることもできなくなるな」

私自身、3歳から習っていたバイオリン。頻繁に弾いていたわけではなかったが、弾けなくなるという事実を突きつけられると、寂しい思いが湧き出てきた。

「白血病を治そうと思って入院したら、障害をもつようになって退院することになるの？」

奈落の底に落とされて、光がまったく見えない状態に陥った。そんな気分だった。

でも病室に来てくれる看護師さんたちは、普通の顔をしている。

「明日から、リハビリ開始されるのですよね？　右手を動くようにするには、リハビリは絶対ですから、頑張ってください」

当たり前のことのように、声をかけてくれる。

「そうか、まだ一応希望はあるみたいだな。とりあえず、理学療法士の先生にいろいろと聞いてみるか」

投げやりな気分ではあったが、動かない右手についてはだんだんと受け入れる気持ちに心が傾きつつ、眠りについた。

次の日の昼過ぎに、理学療法士の先生が部屋に来てくれた。見るからに元気そうな、若い先生だった。病院には元気でない人が多いので、この先生を見たとき、よい意味でその溌剌さに裏切られた気分になった。

「リハビリは、麻痺の状況を改善するために有効です。固まった３本の指を１本１本ほぐす運動と、腕の筋力をつける運動、この２本柱でいきましょう」

「先生、はっきりとは答えられないでしょうが、リハビリを頑張ったら動くようになる希望はあるのでしょうか？」

医療現場の人たちは、断言を避ける傾向にあることを入院してから学んだので、それを踏まえてこう質問した。

「リハビリによって麻痺していた手足が動くようになった患者さんはいます。リハビリの効果は、麻痺してからすぐに行ったか、それと継続的に続けられたかに大きく影響されるといわれてます」

適時性と継続性か……。私が麻痺にもっと早くに気がつけばとも思うけど、遅いこともあるまい。

「海外での話ですが、使える手に包帯を巻いてわざと使えなくする、なんてことも聞いたことがあります」

いかに麻痺した手を使うのが重要か、先生は説明してくれた。そして、ベッドに横になったまま行える腕の筋トレと指の運動を、考案してくれた。脳から信号を送っても動かない指のトレーニングは、正直気持ちも萎えるしフラストレーションがたまった。

「これが、事故で身体が動かなくなったり、脳梗塞みたいな病気で身体が不自由になったりした人の気持ちなんだろうな」

まったく知りえなかった感情を知れたことはよいことだと励ましながら、ポジティブな気分に自分を押しやった。とにかく、リハビリしか今の私にできることはないのだから。

「先生、とにかくリハビリ頑張ります！　リハビリ運動を自分でもできるように、このメモに書いていただけますか？　それを見ながら、朝・昼・晩と1日3回運動しようと思います」

ベッドから見えるところに先生の書いてくれたメモを貼りつけ、やる気満々にリハビリ生活を開始した。次の日から1日3回のリハビリを、スマホのタイマーを利用しながら行った。

再開した食事も、なるべく右手だけで食べるように努力した。絶食からのスタートだったので、白湯《さゆ》→重湯《おもゆ》→おかゆ→普通食のフェーズを経たのだが、一生懸命右手でスプーンを使い、ぎこちなくしか動かない右手を使って食べ物を一口一口運んだ。

さっさと食べられないことにイライラもしたが、これもリハビリのひとつと、左手を包帯で巻いてまで右手を使うべしとの話を思い出しながら、なんとか我慢した。

そんなリハビリ生活を続けていたある日。右手の親指のつけ根あたりが痛くなった。

「たいして使えない右手のくせに、一丁前に痛みは出るのね」

とイラっときたが、原因がわからない。明らかに通常よりは右手を使っていないのに、なぜ痛くなるのだろう？

もしかして、膿瘍が悪さをしている？　それとも、抗がん剤の副作用？

不安な気持ちに襲われたので、医師に報告することにした。

「ちょっと原因はわからないですね。もう少し様子を見たほうがいいと思いますが、よくならなかったら、ＭＲＩ検査してみましょうか？」

当直の医師が診てくれたが、首をかしげてそういった。

「手首もＭＲＩ検査できるんだ……。というか、ＭＲＩ検査する必要なんてあるのかな？」

そうぼんやり考えて過ごしていた。夕方に看護師さんに、右手の様子についておしゃべりしていたら、看護師さんが気軽な調子でこういった。

「とりあえず、冷やしてみます？　腱鞘炎かもしれませんし」

「え？　なんで腱鞘炎？　右手使えてないのに」

「リハビリのし過ぎじゃないですか？　毎日、相当頑張ってやってますからね」

なるほど。リハビリのし過ぎによる腱鞘炎というのもあり得るのか……。

まさに目から鱗が落ちる指摘だった。

結論としては、看護師さんのいう通りリハビリのし過ぎの腱鞘炎だった。冷たくしていたら痛みはひき、親指根元の腫れもなくなった。当然ＭＲＩ検査は受けなかった。

「リハビリし過ぎで腱鞘炎になった、変わった患者さん」

看護師さんの間で私は、こう形容されていたようだ。でも、看護師さんたちが、リハビリ頑張っててえらいですねと話しかけてくれると、笑われながらも褒めてくれているようで、気分がよかった。

モチベーションの維持に有効な「アーリースモールサクセス」

病室にひとりでいるとモチベーションの維持が難しく、リハビリを継続できないことが多い。

リハビリのモチベーションを維持できた理由を分析すると、

「アーリースモールサクセス」をリハビリ開始直後に達成したからだと思う。

第一の目標はリハビリの継続実施だった。理学療法士の先生にメモをつくってもらいベッドから見えるところに貼ったことで、毎日の運動をしやすい環境を整えることができ、リハビリの継続につながった。

その他の目標として、右手でスプーンを使って食事をとることを決めたが、あまりハードルが高くない分、食事を右手で食べることに慣れてくると、自信がもてるようになった。

理学療法士の先生に特別な運動を考えてもらい、メークの動作も練習した。不自由ながらも右手で眉毛をかけるようになったのも、スモールサクセスだった。

小さな目標を順々に達成していくことで、さらにリハビリに励むようになっていった。自分のやっていることが正しいと実感し、自分への信頼が日に日に増していく感覚だった。右手が使えなくなったときに、「仕事復帰」のような大きな目標はモチベーションにはなりにくい。

お箸を使って食事をできるようになる、文字をボールペンで書けるようになる等、ショートタームでできるようになりたいことを目標として、モチベーションを維持することを勧める。大きな目標を分解し、小さな目標をつくるイメージだ。

人間、絶望的になったときは、今できる小さなことを目標になるべく早くにコツコツ取り組み、最終的にはそれらを積み上げてより大きな目標を達成していくのがよいと思う。

コンサルタントとしては、状況を俯瞰して分析し、個々の課題を構造化する作業をしていたので、病院では真逆なことに取り組んでいたのかもしれない。

退院したら右手を使ってしたいこととして、以下の３つを定めた。

- 素敵なレストランで食事をする
- 手の込んだ料理をつくる
- バイオリンを弾く

幸運なことにこれらの目標を、退院後半年以内にすべて達成することができた。

この目標を達成したとき、

「ありがとう。また動いてくれるようになって。お互いポンコツかもしれないけど、メンテしながらこれからも仲よくやっていこう！」

と右手に向かって心の中で話しかけたのを覚えている。

リハビリを続けたあと、何が起こったかに話を戻そう。

リハビリを続けて1カ月半過ぎたころ。

右の肩から下がふと軽くなり、今まで重かった右腕がらくらくと動かせるようになった。

急に右腕全体が軽くなったので、自分でも驚いた。

「もしかして、指も動くかな？」

指はすぐに滑らかに動きはしなかった。でも中指・人差し指はまっすぐになっており、以前よりも脳からの指令と動きが一致するようになった。

その後も、理学療法士の先生の指導のもと、小指のリハビリを続けた。そして、右手の麻痺が発覚してから2カ月が経つころには、右手は以前のように働いてくれるようになった。


麻痺した右手を復活させるための戦略は、主治医や理学療法士の先生が考えてくれた。

でも、戦術は患者が決める。

アーリースモールサクセスをつくってモチベーションを維持する。

さらに、長期的な目標として退院後にやりたいことをイメージし、右手がスムーズに動くまでリハビリをやり切る。

これが私の戦術だった。

信じる者は救われる。努力は裏切らない。継続は力なり。

右手を見るたびに、どん底から這い上がった自分を思い出す。

「リハビリをし過ぎて腱鞘炎を起こした変わった患者」だった私は、ときどき右手を大切な相棒のように眺める。


「大切にするからね。これからも活躍してね……」

column

治療中のメンタルマネジメント

白血病になってから、想定外のことを山ほど経験した。２０１８年夏以降、物事は計画通りに進まないほうが当たり前になった。

予定通りに物事が進まない理由は、他人が期待通りに動かないからということが多い。

しかし、白血病を発症してからの私の相手は自分の身体だった。

見えない相手（細胞・膿瘍など）とどのように対峙したかまとめてみる。

①発想を転換する

まず、既存の生活を捨てる。日常のルーティーンや立てていた計画を白紙に戻す。新たな前提でできることややるべきことを整理し、今自分が置かれた環境でベストなことをしよう、と発想の転換を図った。

②自分を責めない

想定外なことが起こった理由を探さない。自分を責めるのはストレスになるだけなので、「理由がなく発生する物事もある」と、現実を受け入れることが大切。

③シンプルな生活ルールを順守する

大変な状況であればあるほど、シンプルな日常生活にフォーカスすると雑念が消える。規則正しい生活、新たな生活のルーティーンワークをつくる。そして、身体からのサインを感じながら淡々と生活するよう努めた。

そして、想定外の状態から、さらに悪い状態に陥った場合には、小さな成功を積み重ねて、モチベーションを維持しよう。

④スモールサクセスを達成しつづける

困難な状況からさらに絶望的な状況に置かれたとき（例：白血病の治療中に膿瘍ができ、右手が麻痺した）は、小さな目標を複数つくり、1つひとつ達成するようにした。スモールサクセスをつくることで、「あんなひどい状況だったけど、少しはましになったな」と実感できる。壮大な目標でなく、1カ月〜2カ月で達成できる具体的でシンプルな目標（例：右手で食べられるようになる）を立てるのがポイント。スモールサクセスにより、治療に対するモチベーションの維持が可能になった。

その13

先取りテレワーク？　病院と家をつなぐもの

入院中の遠隔子育て

「普通の個室は空いてないのですね……」

「申し訳ないのですが、最上階の個室しか空きがございません。下の階の個室が空いたら移動するように申し伝えますが、いかがしますか？」

急に入院しなければならなくなったその日、空いている個室はＶＩＰ向けの部屋だけだといわれた。

白血病を発病したことが信じられず、動揺している私自身、見ず知らずの人との大部屋生活をいきなりスタートしたくなかった。それ以上に、子どもたちと自由に接することができない環境に身を置きたくなかった。私以上に子どもたちが、動揺するのが明白だったからだ。

懐には優しくなかったが、ＶＩＰの個室に入ることにした。

とても広い個室で、ベッド以外にもソファーやローテーブルもあった。子どもたちは病室で飲食もできたし、テーブルがあったので勉強をすることもできた。何より、周りに人がいないので、のんびりと過ごすことができてよかった。

「ママ、ホテルの部屋みたいだね。旅行で来てるみたいで、いいね」

母親が深刻な病気になったと聞かされ、娘たちは驚きと恐怖心を抱いていたようだが、豪華なＶＩＰ室を見て、のんきなことを言い出した。

入院当日の8月1日は私の母の誕生日だった。父に子どもたちのお気に入りのケーキ屋さんでバースデーケーキを調達してもらい、病室で小さなお祝いをした。ＶＩＰルームの雰囲気とお気に入りのケーキの味で、子どもたちはだいぶ安心したようだった。

「子どものストレスが少し減ったみたいだし、思い切ってこの部屋に入ってよかったな」

今思い返しても、あのときのお金の使い方は正解だったと思う。

病院とは思えない、豪華過ぎる部屋で過ごした2日間。あの2日間で、これから始まる長期入院に向けて心の準備をすることができた。

予定通りに2人の子どもの誕生日会をやりたい

子育てするにあたり、私は生活のリズムに重きを置いてきた。

朝は少し早めに起き、朝活をしてから学校に行く。帰宅後は、少し休んだあとまず宿題を済ませる。お風呂に入ってから夕食をとり、夜は早めにベッドに入る。私が入院しても、このリズムを崩さないで子どもたちに生活をしてほしかった。

ただ、子どもに生活のリズムを守らせるのは親がアシストしないとなかなか難しい。

子どもたちの父親は単身赴任中で、週末しか東京にいなかった。そこで、このリズムを崩さない生活を守るという役目は、私の両親に託された。私が発病したときに70歳前半だった両親は、まだとても元気だった。

元気な親がいなかったら、子どもたちの生活は守れなかった。自宅の近くに元気な両親がいてくれて、私と娘たちは非常に幸運だった。

私の入院のせいで生活が大きく変わってしまうのはしょうがないにしても、入院前に子どもたちと計画していたことを少しでも実行できないかを考えた。

思案しているうちに、8月と9月の2人の誕生日会だけはなんとか開催できるような気がしてきた。


まずは長女の誕生日会だ。

医師に相談したら、8月上旬なら本格的な治療が始まる直前なので、数時間の外出許可ならば出せるといってもらえた。そこで長女の誕生日を、両親と親しいママ友にサポートしてもらい開催することにした。

7月から相談していた通り、長女の友だちを6人招待し、自宅でランチとケーキを食べ、それからスヌーピーミュージアムに出かけた。腕の点滴針は抜かずに、包帯でプロテクトした状態で帰宅。私はケーキを食べるところまで一緒に過ごして、その後病院に戻った。

一時はすべてをキャンセルしなければならないかと思ったが、予定通り会を開催することができた。私も少し顔を出せたので、長女はとても喜んでくれた。

「９月の誕生日会にも帰宅できるよう、ママ頑張るね」

そう次女に伝えて、病院に戻ったことをよく覚えている。

８月半ばからの抗がん剤治療の副作用で、腸閉塞になり、右手も麻痺してしまったが、９月末にもなんとか２時間程度帰宅して、次女の誕生日会に参加することができた。そのころは髪の毛も抜けてしまっていたので、かつらを被っていた。さらに、右手でお箸も握れない状態ではあったが、母は強し。娘を喜ばすために自宅に戻った。

「約束通りに、２人の誕生日会はちゃんと参加できたね。次は、数日間一時退院できるように頑張るよ」

誕生日会をきっかけに、私は子どもたちと知らず知らずに、小さな目標を共有するようになった。

まず長女の誕生日会を予定通りに開催し、次はきつい治療を無事に乗り越え、９月に次女の誕生日会に参加する。その後は、外泊許可を得られるように頑張る、と。

当時１年生だった次女が書いた、ママの目標というメモが残っている。

「ママのもくひょう
●9月のわたしのたんじょう日にさんかする
●クリスマスのときには、いえですごす
●ママのたんじょう日をいえですごす
●1月にたいいんする
●りょうりをならう
●2人の勉強をてつだう
●らいねん8月と9月の2人のたんじょう日に、てりょうりを作る」

入院した当初、長期で仕事を休まなければならないのだから、今までトライできなかった、料理教室に通うことに挑戦しようと目論んだ。目標を掲げ子どもたちと共有することで、母親が希望をもって治療に励んでいることを伝えたかった。

退院後のことも考えていることを示し、2人に安心してもらおうとの期待もあった。

退院したら私がチャレンジしたいことを、次女に絵に描いてもらった。

その絵を病室に貼って眺め、私もたくさんの元気をもらったことを覚えている。

column

スモールトークの威力

スモールトークとは、パーティーなどで初対面の人と話す軽い会話を意味する。ニューヨークにいたときに「日本人は、スモールトークが苦手」とよく耳にした。パーティーで壁の華になっている日本人をよく見かけた記憶がある。そういう自分も、知らない人と会話するのはそう得意ではない。スモールトークの意義も、あまり理解していなかった。でも、入院中にスモールトークに助けられる経験をしたことから、その威力を知ることになった。

入院直後は検査が続き、治療は開始していなかった。しかし、すべてがはじめてなことだらけの私には、検査と治療の違いもまともに認識できていなかった。入院して数日経ったころ、看護師さんが部屋に飾っていた娘の絵を見て話しかけてくれた。

「お子さんの絵ですか？　かわいいですね。何歳のお子さんがいるのですか？　お母さんが入院になると、お子さん大変ですよね」

白血病になったことのショックをひきずっていた私は、プライベートな話をする気分ではなかった。でも、子どもへのインパクトを想像できている看護師さんには少し話をする気になった。

「10歳と6歳の娘がいます。長女は8月8日が誕生日で、あと数日で11歳になります」

看護師さんは驚いたあと、こういった。

「家で誕生日会はしないのですか？　まだ治療前なので、外出許可をもらえるかもしれませんよ」

「入院中も数時間外出することができるのですか？」

入院したら簡単に外には出られないと思っていた私は、すぐさま主治医に確認をとることにした。

無事に外出許可をもらえることになった私は、長女の誕生日会に数時間出席することができた。

スモールトークをしていなかったら、きっと誕生日会には参加できなかっただろう。あのときに声をかけてくれた看護師さんには、感謝しかない。そして、話をしてみようと思った自分にもクレジットを与えたい。

いろいろな人と会話をすることで情報収集する。欧米ではパーティーで知らない人や職種の違う人とスモールトークをすることに意義があると考えられているのだ。

「スモールトークを通じて、自分が知りえない情報へリーチする」。これも入院中に私が学んだことのひとつだ。

母親不在の生活で、娘たちは何を学んだか

入院している母親にできることは、非常に限られている。私が注力したのは、遠隔から子どもたちの参加できるイベントの企画をすることだった。大学時代からの友だちに、金曜日の夕食時から土曜日の午前中まで泊まってもらったり、ママ友に週末の遊びに誘ってもらったりするようにお願いをした。

私がいなくても寂しくならないように、楽しいことを企画すると子どもが喜ぶと思ったからだ。病室からママ友や友人に、せっせと連絡を取り続けた。子どもたちのお楽しみイベントの企画は、まさに遠隔でなせる作業だった。

子どもたちにしてあげられる直接的なことは、手紙を書いたり、病室から電話をかけた

りすることぐらいだった。

子どもたちが身の回りのことを自分でできるよう、手助けするようなメモを書いた。例えば、毎日の身だしなみチェック項目リストを小さく折りたたんで持ち歩けるようにして渡した（ただ、リュックサックの奥深くにこのメモが放置されているのを目撃したので、あまり活用はされていなかったようだ）。


電話で話をしていると、小学校1年生の次女はよく泣き出した。

「ママ、早く帰ってきて」

と泣かれても、こちらも抗がん剤の治療の真っ最中。抗がん剤の副作用により体調も悪いし、そもそも主治医が外出許可を出してくれない。泣き出されてもどうにもできないし、お互い悲しい嫌な気分になるだけだと思った。だから子どもたちに電話をするのはあまり好きではなかった。

電話で悲しいやり取りをするたびに、自分に今できることは早く退院して家に戻ることだと、治療へのモチベーションを高めた。

「食べられるだけ食べて、筋力維持のために共同スペースにあるエアロバイクをできるだけ漕ぐ……それしかないな」

と、自分に言い聞かせていた。

電話口で泣かれても、「こっちも、やれることはやってるのだから」と娘を不憫に思う気持ちはそんなに込み上げてこなかった。でも、ふとしたタイミングで娘たちがかわいそうになることがあった。私だったら絶対に着させないような上下ともに柄物の洋服を着て、髪の毛がぼさぼさな2人を見ると不憫だった。

子どもたちの細かなケアまでは、70すぎの両親には期待できない。

「かわいそうだなあ、あんな恰好して。
もっとかわいい恰好すればいいのに」

入院している私が、洋服を選んで髪をとかすことはできない。すでに大きな負担をかけている両親に、細かなことを頼むのもはばかられた。2人の学校での友だち関係について心配したり長女の受験のことを考えたりしたときも、私の入院のせいで不便をかけてるなあ、とかわいそうな気持ちになった。

「私が家にいたら、〇〇していたのに……〇〇できていたのに……」

人に頼めない、細かく微妙なこと。

そういった見えない母親だけができるケアを考えると、２人が不憫に思えてくるのだった。

暗い気持ちになると「明けない冬はない」という言葉を胸に、終わりがある入院生活なのだから、と自分も子どもたちも鼓舞した。

「お母さんがこんな長く入院したお友だち周りにいる？　いないでしょ？　これは特別で貴重な体験なんだよ。他の子がしたことがない経験なんだから、いろいろと感じて学ばなきゃ損だよ」

そういって、子どもにはっぱをかけた。

「ママが入院していたとき、どう感じたか、忘れずに書き留めておきなさい」

そう２人に伝えて、日記帳を買い与えたりもした。

母親不在の辛く寂しい生活を送った娘たち。

そんな経験を乗り越えた２人には、何が残っただろうか？

一番は、母親抜きの関係を父・祖母・祖父と築けたことだと思う。私が不在の間に、父親と娘２人の世界がつくられた。父と娘たちの関係はより親しくなったと思うし、家族として新しく、そして健全なバランスがつくられたと思う。

家族と母親を介さない関係を築けたことで、私の影響を受けずに物事を眺めたり判断することができるようになった。また、親と一緒に生活できない子のことを、少しでも思いやることができるようになったのではないかと期待している。親がいるのが当たり前ではない、ということがわかったことは大きいと思う。

抗がん剤のように、難しい病気を治す薬に対しても興味をもったようだ。

薬を開発するために日々研究してくださっている方へ、敬意の念ももったことだろう。

これからもこの思いを財産として、成長していってほしい。

9カ月に及ぶ遠隔子育ての最中、たくさんの人にお世話になった。彼女ら・彼らのサポートなくして娘2人の生活は成り立たなかった。当時のことを思い出すたびに、感謝の気持ちでいっぱいになる。

Give and Take という言葉があるが、私たち親子は、たくさんの方々に、たくさんの助けを Give していただいた。自分たちが Give できるときは、一生懸命サポート側に回って生きていきたい。

これからの残りの人生でどれだけ、Giveできるのか。
頑張って励もうと思う。

column

長女（小学5年生）のメモ

ママが2018年8月から血液の病気で入院しました。そのときの生活について、忘れないように書いておきたいと思います。

○ママが病気になったときに思ったこと

- 絶望
- この先、やっていけるかな？
- 勉強大丈夫かな？
- ばあばとじいじがますます大変になっちゃう?!
- だれが家にいてくれるの？
- パパは単身赴任からもどってこられるかな？

- 妹の世話みられるかな?
- 夏季学園や学校の準備大丈夫かな?
- バイオリンは続けられる?
- 髪の毛が抜けるなんてかわいそう

○入院が始まって困ったこと

- 塾の勉強の進め方
- 妹の世話(いうことをきいてくれないし、勉強のじゃまをしてくる)
- バイオリンの練習ができなくなった
- 夜寝る時間がたまにおそくなってしまう
- 塾の勉強を計画的にやったつもりが、たまってしまった
- 寝坊が多くなった
- 朝の勉強ができない

○ママが入院してから感じたこと

- 入院しているのに、ママはおこれる元気がある

●けっこうママに会えた（8月）
●9月になってママの部屋に入れないことが判明
●あまりママに会えないときがあったけど、電話で聞く声は元気そうだった
●ママ以外にも大変な病気とたたかっている人がいるんだなあ

○期待外れだったこと
●妹がもうちょっと、言うことをきいてくれるかなと思ったこと

○何をしたらがんばれた？
●目標を立てその目標を達成できたら、何か楽しいイベントがあるようママが約束してくれたこと
●楽しいことがあったから（ママが病院で企画してくれた）
　例　遊園地
　　　お泊まり会
　　　ハロウィンパーティー
　　　誕生日パーティー

スヌーピーミュージアム

○一番いやだったこと
●妹の世話
妹は、甘やかされている

○この経験をどう生かしたい？
●自分のことは自分でやれるようにする
●同じ年れいでお母さんやお父さんが入院している子を励ます

○ママがかえってきて…
●うれしい
●安心
●おこられるけど、まあいいや
●みんないっしょ
●手作りケーキが食べられる

column

次女（小学1年生）のメモ

○ママがびょう気になったときどう思いましたか？　どうかんじましたか？

- ママがいなくなって、ふあんになった
- ママがいなくなってさみしい
- しぬびょう気かなとおもって、心ぱいした

○入いんがはじまってこまったこと

- えい語をみてくれる人がいなくなった
- 学校のじゅんびができるか心ぱいになった
- 友だちのお母さんにれんらくできなくなった

○入いんがスタートしてから気がついたこと

- ママがいないとあさおこしてもらえないんだなあと思った
- バイオリンがちゃんとれんしゅうできなくなった
- よていがわからなくてふあんになった

○どうやったらがんばれましたか？
●まわりがはげましてくれた
●ママもがんばっているから、自分もがんばろうと思った
○一ばんいやだったこと
●バイオリンのコンクールに出られなくなった
なぜならほめてもらえたかもしれないし、しょうがもらえたかもしれないから
●ママがいなくてよるや学校にいっているときにさみしかった
○このけいけんをどういかしたい？
●ママがいないときに自分でがんばれるじしんがある。なぜなら夏からがんばったから
●ほかの人よりじつ力がついたと思う

（２０１９年２月）

○ママがかえってきて思ったこと
●うれしい

- バイオリンもちゃんとれんしゅうできる
- ちょっとこわいからおこるときは、ほどほどにしてほしい
- ママがかえってきたから今年はいっぱいたのしみたい
- はやくかみの毛がはえてほしい。なぜかというと、まいかいぼうしをかぶっているから、へんだなっと思われる

（2019年4月）

その14

入院期間中、受験勉強をどう乗り切った?

母親が大病しても、奇跡は生まれない中学受験

「退院は最短で２０１９年1月か……。なんとか２０２０年2月の中学受験は、あきらめないで済みそうだな」

病気の発症を伝えられパニックに陥ったが、少し落ち着いてきたタイミングでカレンダーを確認し始めた。

長女は、４年生からS塾に通い始めていた。といっても、４年生のころはバイオリンの練習に時間をかなり費やしていた。

厳しい練習の目的は、夏のコンクール。2つのコンクールが無事に終わりホッとひと息ついていたとき、塾の成績が芳しくないことに気がついた。勉強に本腰を入れるタイミングになっていたことを悟った母子は、塾でいう新5年生が始まる直前に、バイオリンよりも勉強に重きを置く生活に切り替えた。

親の学習サポートが必要な中学受験

勉強に時間を割くようになったら、成績も順調に上がった。

「これからも頑張って勉強しようね！」

やる気を出し始めたタイミングに、母親の長期入院が決まった。

「私が勉強サポートしなくなったら、成績維持するのは難しいだろうな」

そう思うのには理由があった。

私に伴走してもらいながら勉強することを好む長女が、学習計画通りにひとりで勉強するのは難しいはずだ。長女が特殊なのではない。小学校5年生の子どもが、自分で計画を立て勉強すること自体ハードルが高過ぎる。

母親とやるべきことを決め、それに沿って勉強することはできる。

でも、計画づくりまで任され、さらに学習中に質問ができなくなるのは致命的だった。そもそもS塾は、親の学習サポートを前提としている。そして、S塾のテキストは、構成が複雑なので管理も難しい。通塾自体ハードルが高いS塾。でも、母親が入院中に大きく環境を変えると娘は混乱するだろうし、私も状況が把握できなくなると判断し、塾は変えないことにした。

S塾に通い続ける前提で予想される課題を整理し、できる限りの代替案を考えることにした。

①S塾の膨大かつ複雑な構成のテキスト管理
長女自らがテキストを整理するよう、管理方法を教えた。100円ショップで手に入る紙ボックスの活用等、なるべく具体的なやり方を電話で伝えるようにした。
②塾の宿題や問題集の答え合わせ
算数と理科の宿題や問題集の丸つけは自分で行い、その他漢字や社会の暗記物などについては祖母に頼ることにした。

③点数のぶれが一番大きかった算数の対策
間違えた問題があった小テスト等を他のプリントと分けて管理し、問題集の間違えには×印をきちんと記入するようにする。それら間違えた問題を繰り返し解くようにと伝えた。

こうした対応で、入院後2カ月は上位クラスを維持できたが、秋が始まるとともにだんだんとクラスが下がってきた。

「私のやってきたことは、他の人に頼めないからなあ」

そう頭を悩ませるようになったのは、体調が落ち着いて大部屋での生活をし始めた10月半ばぐらいからだった。

治療中でも白血球数が高ければ、患者は病棟を出られる。そこで、白血球数が安定している期間に病棟の会議室を借りて、娘の算数を見ることにした。間違えた算数の問題を解く長女の横に座り、見守る。再度間違えた場合は、その理由を分析させる。問題を間違えなくなるまで、解き直しを繰り返すことで、苦手な問題の解き方を定着させる。

単純ではあるが、実際に娘の横に座っていないとできない作業だ。

この「マンツーマン算数復習時間」が、4時間〜5時間確保できた月の月次テストの結果は、好調だった。

家庭教師ではなく、必要なのはプロマネとコンサルだった

抗がん剤治療が始まり面会ができなくなると、月次テストの結果は下がった。悪戦苦闘している娘をよそに、私の退院が延期されることが確定した。当初は2019年1月中の退院を期待していたが、早くても帰宅できるのが3月末〜4月初旬になることがわかり、私もかなり焦ってきた。

苦肉の策として、大学生の家庭教師をつけてみることにした。感じのよい女子学生に来てもらったのだが、わからない問題のみを教える家庭教師の効果はなかった。

娘に必要なのは、「算数の家庭教師」ではなく、プロジェクトマネジメントと伴走コンサルティングを提供してくれる「コンサルタント」だった。

入院前の私の役割を整理すると、こうなる。

立場としては、長女がクライアント、私はプロジェクトマネージャー兼コンサルチームのメンバーコンサルタントの一人二役。プロジェクトマネージャーは2020年2月の中学受験を本丸として、2019年夏までに志望校を決定することをマイルストーンとしてプロジェクト管理を行っていた。

2018年〜2019年春までは、クライアントの成績動向と苦手分野の分析を行い、大きな穴なく4教科仕上がるようにモニタリングを行う。同時進行で学校の情報収集を行い、具体的な志望校絞り込み作業を進める。

チームメンバーコンサルタントとしては、月次テストや模試を軸に、学習計画立案・学習モニタリング・結果のチェックおよび次回への改善提案とPDCAを回す。

通常は、マネージャーとチームメンバーコンサルタントは別の人間が担当する。が、当時私は二役をこなしていたので、俯瞰的な目をもてずマネージャーによるレビュー機能がうまく働かないこともあった。

さらに厄介なのは、このクライアントが一筋縄ではいかない相手ということだった。合意したことをすべてやらない（やれない）、機嫌がよく悪くなる、日中は学校に時間をとられて忙しい。また、体力がないのでエネルギー切れをよく起こす。

伴走コンサルタントは、クライアントの体調管理やストレスマネジメントも求められ、息抜きのためのエンターテインメントも提案しなければならない……。長女のストレス解消法は、仲良しのお友だちと放課後や週末に遊ぶことだったので、いわゆるプレイデートのセッティングが重要なタスクだった。

こんなことをしてくれる家庭教師はいない。いや、家庭教師にプロジェクトマネージャーと伴走コンサルタントを頼めると思うほうが間違っている。

「早く退院するしかないな……」。そう思いながら、退院までの日を指折り数える日々を過ごしていた。

晴れて4月に退院したが、その後の中学受験への道のりは平坦ではなかった。母親が大病しても、受験勉強には奇跡なんて起きない。

退院後はS塾と個別指導を活用しながら、私がプロジェクトマネージャーと伴走コンサルタントをする日々を続けた。

春に一度持ち直した成績は、夏直前に再び大きな谷に陥った。夏休みは叱咤激励の毎日だったが、辛い夏を乗り越えたら秋以降はずっと上がり調子で最後まで走り切れた。これは母親が入院して大変な日々を5年生の夏から1年過ごしてきた彼女にとって、大きなプレゼントだったと思う。

そして迎えた2020年2月。

5つの学校に願書を出していたが、心から進学を希望していた学校は2校だった。長女は、そのうちの1校に合格することができた。

中学受験をやり抜いた娘と私は、すがすがしい気持ちで満たされた。そして、縁あった学校で新たな生活をスタートできることを、喜び合った。

ただでさえ山あり谷ありの中学受験なのに、私の入院のおかげで長女が経験した谷は、普通の谷の2倍も3倍も深くなってしまった。母が大病を患い、不安な気持ちに襲われながら塾に通った長女。とても、心細かったことだろう。

でも、母親不在の中学受験は、悪いことだけではなかったとも思う。

母親不在の9カ月の間に長女が取得したスキルとして、テキスト、プリントやテスト等の整理整頓がある。このスキルは、中学に入ってからも大いに活用されている。朝勉する習慣が、身についたのもよかった。

寒いなかまだ誰も起きていないのに、子どもひとりで起きて、勉強をするのはなかなか容易なことではないだろう。

でもこの朝勉の習慣化のおかげで、中学生になってからも母親の私よりも早くに起きて勉強をしている。私はお弁当をつくるために適当なタイミングに起きてきて、お弁当と朝食の準備をするだけの毎日を送っている。

受験で奇跡は起きないが、幸運と、たくましさを手に入れた

中学受験は私にとって、とてもストレスフルなものだったが、実は悪いばかりのものでもなかった。

娘の一大事は、治療を終わらすため大きなモチベーションになった。

自分のためよりも、子どものためのほうが母親は力が出るものだ。何が何でも退院して、中学受験のためのサポートしてやろうと心に炎が灯った。

病院の会議室で長女を叱咤激励した際には、お腹から声を出して指導していた（要するに、かなり大きな声を出していた……）。

声楽は身体にいいというが、お腹から声を出すことできっと私は体幹トレーニングがで

きていたと思う。運動不足で筋力低下が著しかったあの時期、体幹トレーニングができたのは私にとっては確実にプラスであった。

でも、様子を見に来た看護師さんは驚いていたと思う。

点滴をしている患者が、子どもの勉強に髪を振り乱しているなんて（実際には髪は抜け落ちてなかったが）、普通じゃない光景だったろう。

奇跡は起きなかったが、私たちが中学受験を続けられた裏にはたくさんの幸運があったと思う。

第一は、発病のタイミングだ。

発病が1年ずれていたら、長女の6年生夏に入院、中学1年生の4月に退院というスケジュールになっていた。さすがにこのタイミグで白血病を発症したら、受験は無理であったと思う。

同じ塾に息子さんが通っていた親しいママ友が、塾の保護者会での話や、準備しなければならないテキスト等について入院中に事細かに教えてくれた。おかげで、病院にいながらも塾の動きは把握できたし、信頼しているママ友が塾関連のことをタイムリーに教えてくれたことで、娘も不安を解消することができた。

日本語教師を長年していた私の母は、国語の語彙や漢字を丁寧に見てくれた。受験は体力勝負という面も大いにあるが、母は食事づくりを通じて栄養面でのサポートも１２０％してくれた。

最後に、長女の頑張りを褒めてやりたい。

入院する前に、上位クラスにいたこともあり、中学受験にやる気をもってコミットしていた長女。母親が長期入院となったあとも、低空飛行ながらもなんとかよくしのいだと思う。

友だちが家族に支えられながら勉強しているのに、

「なんで自分はひとりで頑張らなければならないの？」

と思ったことだろう。

でも、歯を食いしばってあの難局を乗り切った。

コンサルタントのスキルは、中学受験でも活用することができる。

ただ子どもがクライアントだと、アナログなツールを活用せざるを得なかったり、メンタルマネジメントが必要だったりと、物理的に横にいないとできることが非常に限られていた。

要するに、入院中の私はたいしたことはできなかった。

母親が病気になって大変な状況に陥ったからといって、奇跡は起きない。受験は、皆に平等だ。

母親不在での中学受験勉強。母子ともに、薄氷を踏む思いで乗り越えた。大変な思いはしたが、この経験を通じて長女は確実にたくましく成長した。そんな彼女の将来が楽しみな自分。自分は、とても幸せな母親だと思う。

column

母の日に長女からもらった手紙

ママへ

退院おめでとうございます。

わたしはママが入院することを聞き、とても悲しくなりました。前にママが腸閉塞になったときは3〜4日ぐらいの入院だったのに、今回は6カ月以上になると聞いたからです。まず心配したのは、バイオリンと勉強とわたしの身の回りのことです。勉強はずっとママとテスト勉強していたから、ママがいなくなったらクラスが落ちまくってしまうのではないかと心配でした。また、今年ははじめての箱根教室があり、どのようなものを持っていけばよいのかも気になりました。

けれどそんなときには周りにたくさん助けてくれる人がいました。ママはいなかったけど、とても心強かったです。また、たまにママに会えなくて夜泣いてしまうことがありました。でも、「ママのほうが痛い思いをして、ちりょうにはげんでいる」と思うと自然になみだもおさまりました。

ママが入院していて大変なちりょうをしていたのにもかかわらず、私はママにたくさんのことをやらせてしまいました。そしてひどい態度をとったこともありました。このことについてはもう一度あやまらせてください。

また、今日は母の日なのに、朝からずっと家事をやらせてしまってごめんなさい。こんな甘いことはいってはいけないと思っていますが、ママが退院してきたことに安心してしまい、ママにあまえてしまったのかもしれません。

これからは、ママになるべく負担をかけないようにするため、自分の出来ることは自分でやりたいと思っています。これからも、一生ずっとママのことが大好き×１０００です。勉強も頑張ります！

２０１９年５月11日　母の日

その15

復活の誓いのきっかけは、カワセミだった

治療中に、鳥を好きになったわけ

「夢は、オウムを飼うこと？」

思わず聞き返してしまった。

「そう、私の夢は、オウムを飼うことなんだよね。でも、オウムは求愛行動として、吐き戻しするから、なかなか難しい。だから、残念ながら実現可能性は低いね。将来、オウムじゃない鳥を、飼うことになるのかなあ」

これは、親友との大学2年生ころの会話だ。就職活動を開始するにあたって「やりたい仕事」とか「とりたい資格」について、聞いたつもりだったので、まったく想像していなかった返答だった。

彼女とのつき合いが長い私も、少々おったまげた。

「ずっと愛犬家だと思ってたら、実は鳥なんだね」

親友は常に犬を飼っていたので、鳥とは意外だった。

（この想定外なところが、彼女の魅力なんだよな……）

と、私は心の中でつぶやいた。

しかし、このときの鳥の話はピンとこなかった。私は鳥にまったく興味がなかったから。そもそも動物好きでない私にとって、鳥は関心の対象外だった。

動物が好きではない私が鳥を好きになったわけ

大学病院に入院し、３カ月ほど経った２０１８年11月。厳しい抗がん剤治療で体重が10キロ近く減ったが、幸いなことに秋に差し掛かる頃、体調が落ち着いてきた。次のクールを待つ間に、外出許可が下りた。

何年かぶりに下界に降り立つお化けのような気分で、病院の外に出た。

秋晴れの空気は少し冷たく、そして澄んでいた。ゆっくりと歩きたいと思い、こっそりバスに乗って自宅近くの自然公園に向かった。公園に着くと、木の実をつけた木々が両脇に並ぶ道が見えてきた。

落ち葉の上を、ゆっくりと歩き始めた。寝たきりで使っていなかった筋肉が、久しぶりの役目を果たすため、一生懸命働いているのがわかる。

無理しない程度のスピードで一歩一歩、足を踏み出す。身体は、意外にスムーズに動いてくれた。

池の近くに差し掛かったときだった。

「ほら、あそこ。写真撮るのが難しいのよね」

「あ、見えました！　都内にも、あんな鳥がいるのですね」

望遠レンズ付きカメラをもつ先客たちが、何かを指さしながら話している。

そのやり取りを聞いて、思わず彼らが指さしている先を眺めた。

「カワセミだ！」

はじめて見るブルーとオレンジの色鮮やかな羽をもつ鳥に、一瞬にして心奪われた。

「きれいなブルーだな。オレンジとのコントラストでさらに鮮やかに見える」

闘病開始以来、はじめて心から感動した瞬間だった。厳しい闘病生活で、身も心も乾ききってしまった自分。もはやなんにも反応できなくなってしまったのではないかと、内心心配していた。

自分の回復を確信した瞬間

でも、カワセミを見て、私の心は素直に高揚した。

カワセミに感動したことで、昔の自分が戻ってきたような気がした。そして、まだ、感動できる心は残っているのだとわかって、ホッとした。

「身体はぼろぼろになってしまっても、心は昔のまま変わらない」

そう、確信できた出来事だった。このときから、私は、

「白血病を必ず克服して、自分を、そして日常を取り戻す」

そう明確に希求するようになった。

大病を患っても、「自分は病気を治せる」と思い続けることが重要だ。

まさに、「病は気から」だからだ。

私の場合、自然の中を一歩一歩踏みしめながら散策し、そしてカワセミに感動したときに手応えを感じた。身体がちゃんとまだ動き、心が反応することを確認できたとき、自分は白血病を治せる自信がもてたのだ。

外出許可が出るたびに、同じ自然公園に出かけた。

カワセミ以外にも、真っ白な美しい鷺《さぎ》にも数回遭遇することができた。そして、鳥たちは会うたびに、自分の治癒力を確認させてくれた。

「鳥が、幸運を運んできてくれたみたいだな……」

気がつけば、鳥が私のラッキーチャームになっていた。

親友は、入院して真っ先に見舞いに来てくれたひとりだった。

「これ、会社の旅行のお土産。佐渡島に行ったから、トキね」

病室に、トキのマグネットとトキがプリントされているフェイスタオルを持ってきてくれた。鳥グッズで、病室が明るくなった。

「やっぱり、鳥なんだね」

大病を抱える私も、思わずくすっと笑ってしまった。

親友は、毎週末病院に来てくれた。病院食を食べない私のために、たくさんの差し入れをもって。たくさんお見舞いにきてくれたので、何回来てくれたかわからなくなるほどだった。長期入院に耐えられたのは、彼女が顔を見せてくれたからだと心から感謝している。


闘病中の私を支えてくれた、鳥好きの親友。鳥に魅了されたのは、親友への厚い信頼があったからかもしれない。鳥を見て感動し、そして自分の回復を確信したのは、あらためて考えればそう不思議なことではなかった。

「そういえば、切迫早産で3カ月入院したときも、お見舞い来てくれたよね？」

「行ったね、あの世田谷の病院にも……」

「あのときも、鳥の置物を持ってきてくれたよね」

「そうそう。何にしようか迷ったけど、病室で寂しくならないようにと思ってね！」

長女を妊娠していたときも、鳥グッズをもってお見舞いに来てくれた親友。

おかげで、病室が少し和らいだっけ。無事に出産できるかどうか不安だったあのときも、鳥が見守ってくれていた。

治療を無事に終え、退院してから2年以上が経つ。今でも時間を見つけては、あの自然公園に散歩に出かける。すっかり鳥好きになった私は、水辺に到着すると無意識に鳥を探す。そして鳥たちを見つけると、心の中で語りかける。

「あのときあなたたちに心を動かされたから、また元気になれました。

これからも、一生懸命生きていきますね」

その 16

再会の場となった病室

病が復活させた休眠フレンズ

「何人友だちがいるのかな?」

「一番仲のよい友だちは、誰?」

誰もが、自問自答したことがある質問だと思う。

私は、社交的ではない。友だちと狭く深くつき合いたいタイプで、頻繁にコンタクトするのは数名の友だちだけだった。

そしてその親しい友だちは、白血病を発症してから私のことを支えてくれた。そんな友人たちに、心から感謝する日々を入院直後は過ごしていた。

ただ入院してしばらく経つと、いろいろな友だちが連絡をしてくれるようになった。病名が病名だけに、心配してくれたのだろう。

会社の同僚はもちろんのこと、中学校からアメリカの大学院まで、私が通ったさまざまな学校で出会った友だち、子どもの通う保育園や小学校を通じて知り合ったママ友、会社の同期たちなど、「忙しい」「遠くに住んでいる」という理由で疎遠になっていたたくさんの人たちが、連絡をくれた。

最近年賀状でしかやり取りしていなかった旧友に、

「大病のため、入院中です」と書いて送ってみたら、

「誰か会いたい人がいれば誰でも連れていきますから、遠慮なくいってください」

と返事が届いた。きっと、もう長くないと思って連絡してきてくれたのだろうな、と思いつつ、

「白血病って、最近は治せる病気なんだよ」と返したら、

「それを早くいってよ！」

とクレーム（？）を受けたこともあった。

病になって知った友だちとの「あれこれ」

ラッキーだったのは、病院が都内のアクセスしやすい場所にあったこと。多くの友人が、会社の帰りや用事を済ませたあとにお見舞いに来てくれた。ロケーションで病院を選んだわけではなかったが、長期入院を強いられる白血病患者にとって、病院のアクセスも重要なポイントになり得る。

大学卒業式以来一度も会っていない友だち２人や、子どもが赤ん坊のころに保育園で出会ったが、その後引っ越してしまったママ友２人が病院までに会いにきてくれた。

「病って、人と人を交わせる魔法みたいだな」

私の病気が「私と友だち」を引き合わせただけではなく、「友人同士」をも引き合わせるたびにそう思った。

病気になったときの辛い体験を、打ち明けてくれる友もいた。彼女たちは、闘病している私には話がしやすいといってくれた。

病気になった経験が少ない人は、病人のことを「普通の生活をすべきでない特別な存在」と大げさに区別したり、また逆に普通の人と同じ扱いをして体調の悪さを気遣えなかったりと、コミュニケーションをとるのが難しいことがある。実際、親しい友人に、「私みたいな丈夫な人とは違って、あなたは身体が弱いんだから気をつけなきゃ」と言い続けられた経験がある。

(普通の生活するのは、もう無理だっていうこと?)

思いやりの気持ちからの言葉なのかもしれないが、「普通の生活はあきらめなさい」といわれているような気持ちになった。

治療中に、あれもしちゃだめ、これも無理、といわれるのはとても気が滅入るものだ。だから病人は、無意識に医療の知識があったり、病気の経験があったり、誰かを看病したことのある友人を選んでコミュニケーションをとるようになる。

元気はつらつとしていることは素晴らしいことだが、病を患う友を遠のかせることもあることはあまり知られていない。

病気と真摯に向き合い、辛い治療に挑んでいる私を見直してくれる人もいたように思う。病気になった私をつき合う価値のある人間だと再評価してくれた。しなくてはならない治療をこなしていた私は、棚からぼた餅のような得した気持ちになった。

"Your strength is so inspiring."

多くの海外の友だちが、かけてくれた言葉だ。私が治療を受けている姿が、人を元気づけられるとは思ってもみなかったので、驚いた。

病気になって弱っている自分、入院して何もできなくなってしまった自分が、人を勇気づけることができるなんて、不思議な感覚でもあった。

「命がけで行動していると、周りの人たちを元気づけられる」ことを白血病になって身をもって学んだ。

別れは「会えない時間が続いている」だけ？

「人生にはいろいろな出会いもあれば、別れもある」、そう思って生きてきた。

でも、「別れ」だと思っていたのは本当の「別れ」ではなく、会えない時間が流れていただけなのだと考えるようになった。

人にはやらねばならないことや、行かなければならない場所がある。だから、必然的に連絡がとりにくい時期が生じる。

それを「別れ」と感じたり、親しかった友だちがいつの間にか普通の友だちになってしまったと認識したりしていたが、それはフレンドシップが一時期休眠していたにすぎないことを学んだ。

本当に相手を思う気持ちがあれば、再会できる。病気になってからたくさんの友だちと再会し、私はそう感じるようになった。

入院して真っ先に駆けつけてくれたのは、医療関係の仕事に従事している2人の友だちだった。抗がん剤の副作用でもっとも辛い時期に、彼女たちはお見舞いに来てくれ、毎日のようにメッセージを送ってくれた。

ＰＣや電子レンジで温められる湯たんぽなど、私が思いつかない便利グッズを差し入れしてくれた。彼女たちの励ましがなければ、入院後の一番辛い治療を乗り越えられなかっただろうと思う。

どん底の状態からなんとか這い上がり、無事に退院して日常を徐々に取り戻していくと、また彼女たちとは以前と同じようような頻度で連絡を取り合うようになった。

「火消隊みたいだなぁ。あの２人は、助けが必要な友のもとにいつも駆けつけているのだろう」

私はそんな気持ちで、彼女たちを見ている。また彼女たちは、休眠フレンドになるのかもしれない。でも、大変なときに助けてくれる信頼できる友人だ。

距離感は必要なときに近くなり、自立できるタイミングでまた少し離れていく。

私もいつか彼女たちに恩返しがしたい、そのためには自分が元気にならなければと思いながら過ごしている。

人生における、発見や学びはどんな状況でもある。

友人との関係についても、白血病治療を通じて新たな気づきがあった。白血病の治療中だからこそ、いつもは見えないことが見えたのだと思う。

column

休職中にこそ、ネットワーキング力が試される

32歳で長女を出産してから、自由に時間を使える生活は終了した。夕方には仕事を切り上げ帰宅していたので、夜に開催されるセミナーやネットワーキング会には参加できなかった。そんなわけでビジネス上のネットワーキング力はゼロと自認していたが、入院中にさまざまな人からサポートをいただいた。会社の肩書がなくなったとき、一番頼れるのは個人として築いてきた人間関係・ネットワーキングだと痛感した。

休職中、私が遂行したイベントは、「白血病の治療」と「本の出版」だ。この2つのイベントに関して、どのようにネットワーキングが生きたか説明しよう。

①医師の皆さんからの支え

治療を直接担当してくださった医師以外にも、複数の医師の友人から励ましていただいた。古くからおつき合いのある九州で活躍されている先生、娘2人を出産した際にお世話になった産婦人科の先生、医学部で教授をされている先生、医師をされている3人のママ友。

医師であるので、皆さん冷静でかつポーカーフェイスだが、時にユーモアを交えて私を励ましてくれた。主治医はリスクの説明に走りがちなので、他の先生との雑談は、ストレスリリーフになった。

麻痺した右手を心配していたとき、「リハビリ頑張って！　同じように膿瘍ができた患者さんは、リハビリで麻痺が治ったから」と声をかけてくれた先生がいた。右手が動くようになったと報告したとき、「だから大丈夫といったでしょう！」と喜びながら見せてくれた笑顔が忘れられない。

②出版につながった友だちの輪

個人として本を出版することになるなど、考えたことがなかった。当然、出版業界に知り合いもつてもない。闘病に関するエッセイを書き始めたころ、まずは迷惑承知で文章を読んでもらおうと、親しい友人20名程度に連絡をとった。最初はみんな褒めてくれるが、エッセイの数が増えてくると反応はまちまちに。ただ、数名からは変わらずポジティブな反応をもらい、気をよくして文章を書き続けることにした。

偶然にも親しい友人が２０２０年に本を出したので、出版までの具体的な流れを教えてもらった。その後、ゼロベースで出版社にコンタクトをとりながら、企画書のブラッシュアップを続ける日々を過ごした。

数年前に出版を経験したパパ友にダメ元で本の出版を考えていることを説明したところ、２０２０年の年末に編集者を紹介いただきこの本をつくる話が具体化した。

最初から最後まで、厚かましいかと迷いながら友人たちにコンタクトし続けた。

実現したいことがあるとき、周りに自分のアイディアを伝えるべきだと強く思う。自分には見えていないネットワークにリーチできることがあるからだ。

その17

自分と向き合う時間に必要だったもの

大部屋生活は、音楽で乗り切る！

「夜中も看護師さんが入ってくるし、24時間かかりっぱなしの空調の音も案外気になるんだよなあ……。やっぱり音楽を聴きながら、眠りにつこう」

9カ月の入院生活のうち、約半年間は大部屋で生活を送った。4人用の大部屋を、女性3人でシェアしていた。仕切りはカーテンのみ。お互いのプライバシーを保つのも難しい環境だった。他の患者さんへの迷惑がかからないように、特に夜に音がたたないように気を遣う毎日だった。

夜眠りにつくときに選んだのは、結局クラシック。

なぜかウィーン少年合唱団を聴くように……

幼少からバイオリンを習っていたこともあり、子どものころからよくクラシック音楽を聴いていた。中学時代は弦楽クラブでコンサート・マスターもしていたので、いろいろな曲を演奏した経験もあった。

でも、好んで聴いたのは意外にもバイオリンではなく、中学時代にワルツの明るいメロディーやその歌声の美しさに夢中になっていたウィーン少年合唱団の歌だった。

20年以上聴いていなかった曲が聴きたくなったのは、どうしてなのだろう？　寝る前に聴く曲だから、気分が落ち着く穏やかな曲が適している。病気をしている身なので、気分が暗くなる悲愴な曲は避けたい。

軽やかで明るい、そしてさわやかな曲ということで、ワルツやララバイを含むウィーン少年合唱団のアルバムがぴったりはまった。

思い出の曲も多くあり、特に中学生時代を思い出しながら彼らの合唱を聴いた。

ウィーン少年合唱団は、日本の民謡も歌う。幼少のころに聴いた曲もアルバムに含まれていて、懐かしい思いに浸れるのもよかったのかもしれない。

入院という「普通の生活を取り上げられた」環境では、素の自分に向き合う機会が多い。そして、辛い治療を乗り越えるために、肯定的に自己を振り返ることが必要なのかもしれない。

ウィーン少年合唱団の音楽とともに、入院以前はほとんど思い出さなかった幼少期や中学時代を振り返っていたと思う。

「辛いときは、美しいものやきれいなものに触れなさい」

以前、母にそう習ったことがある。

入院していたので、自然に触れたり美術館で美しい芸術作品を見たりすることはできなかった。

でも、音楽は自由に聴くことができる。音楽に触れることで、気持ちを高めたり落ち着かせることができるのは周知の事実だ。入院中に自分を鼓舞したり治療に対してもポジティブな精神を維持するためにも、音楽を聴くことは効果抜群であった。

音楽の奏者には、身体的な困難を乗り越えて活躍する人も多い。

筋力維持のため、可能な限り毎日共有スペースに置いてあったフィットネスバイクに乗るようにしていた。

バイクを漕いでいるときに聴いていたのが、辻井伸行さんの奏でるショパンのエチュードだった。盲目のピアニストの辻井さんの力強いその音が、私を励ましてくれた。

入院中に偶然知った韓国人テノール歌手、ベー・チェチョルさん。

アジアのオペラ史上最高のテノールとして活躍していたが、甲状腺がんの手術で声を失ったそうだ。医師には「もう歌えない」と宣告されたが、信仰を支えにリハビリを続け、コンサートを開くまでに回復するまでを追ったドキュメントを見て、どれだけ励まされたことか……。

愛聴している音楽家のコンサートが闘病のモチベーション

春の退院が近づいてきた冬のある日。

大学時代の恩師とその奥様がお見舞いに来てくださった。教授もオーボエを奏でる音楽愛好者であるが、奥様はプロの声楽家であり以前何度かコンサートにお邪魔したことがあった。

「音楽ってよいですね。音楽に励まされながら、病院での毎日を過ごしています。中学時代に聞いていたウィーン少年合唱団のアルバムを再び聴いているんです」

そう告げると、奥様がいった。

「5月にウィーン少年合唱団が来日して、コンサートが開催されるのよ。私の教え子だった日本人の男の子も歌う予定だから、コンサートに行ってみたら？」

退院してからの楽しみが見つかった瞬間だった。

5月にあるウィーン少年合唱団のコンサートに行けるように、なんとしても治療を終えよう！　そう心に決めた。

わくわくしながらチケット情報を検索していたら、なんと、辻井伸行さんのピアノコンサートも夏に開催されるではないか。

「人間、楽しみが必要だよね」

闘病生活の自分へのご褒美として、2つのコンサートのチケットをすぐさま手配した。

無事に退院し、２０１９年5月と7月にウィーン少年合唱団のコンサートと辻井伸行さんのピアノリサイタルに行くことができた。2つのコンサートは私にとって、忘れられない思い出となった。

サントリーホールで聴いた生演奏は、病室で聞いていたものとは比べ物にならないクオリティーであった。

一方で、病室で聞いた彼らの音楽も、私にとって何事にも代え難いものだった。音楽は音だけを届けるのではなく、その演奏を実現するまでに要する努力や時間の賜物。奏者の存在自体が、勇気の源になり得ることを知った。

ウィーン少年合唱団のコンサートで会えた、日本人の少年。

親元を離れひとりで頑張っている少年の存在を知り、娘たちのことを心配ばかりするのではなくポジティブな気持ちでエールを送れるようになった自分。そのことを思い出しながら、少年の姿を目に焼きつけた。

娘たちも、幼少からバイオリンを習っている。毎日の練習があるので、バイオリンのお稽古を続けるのが辛いときもある。私も小さなときは、バイオリンのお稽古が嫌で仕方なかった。

でも、技術を学ぶことが楽器を習う目的ではない。

音楽に毎日触れることで、音楽を愛でることのできる耳と心を培ってほしい。私の闘病中、音楽は私の味方になってくれた。特に長期にわたった大部屋での入院生活は、音楽とともに乗り越えた、そう断言できる。

困難な状況に陥ったとき、自分を励ましてくれるものをもっている人間は強い。そんな将来の支えを得るために、娘たちに音楽を続けてほしいと思っている。彼女たちがこの先辛いことに遭遇したとき、音楽が味方になってくれるように……。

そう願いながら、バイオリンを続けるよう娘たちを鼓舞している。

その **18**

想定外のトラブル発生が退院後も続いた

自分の病気が、なんなのかわからなくなった話

「退院したらどんな体調で、生活することになるのかな……」

９カ月の入院生活が終わるころ、自宅での生活を想像していた。大病といわれる白血病を治療した身である。

白血病サバイバーはどんな体調で退院生活をスタートするのか、どんなことに気をつけなければならないのか、正直不安だった。

「退院後も、ステロイドと抗がん剤を飲み続けるから、副作用はあるはず。まだ治療が続いていることを、忘れないようにしなきゃ……」

白血病患者は、通常２年間治療を続ける。２０１８年８月から入院治療を続け、２０１９年４月に退院。その後２０２０年８月までは維持療法が続く予定だ。退院後も、月に1度病院に通う。血液検査を受けその結果を確認したうえで、維持療法のための薬を処方してもらう。

ドゥケルバン腱鞘炎、更年期……退院後に苦しんだもの

退院する少し前から、動かすと痛かった右親指と手首の症状がひどくなった。

「抗がん剤の副作用による関節痛かな……」

副作用ならばしょうがない、と1カ月間我慢した。

しかし、痛みは耐えられないレベルにまで悪化した。洗濯バサミをつまんだり、ハサミを使ったり、包丁を握ると親指のつけ根に激痛が走るようになった。

「先生、右手を動かすと、ものすごく痛いのですが……」

検診の際に、そう主治医に告げると整形外科の受診を予約してくれた。

「これは、ドゥケルバン腱鞘炎ですね。女性ホルモンに変化があると、出ることが多い症状です」

珍しい病気ではないという口調で、はじめて会う整形外科の医師がいった。

「ステロイドの注射を、手首の腱にしますね。ちょっと痛いけど我慢してください」

白血病の治療のため、いろいろな痛い処置を受けてきた私である。出産もしている。痛みには慣れていると、自負していた。でも、この注射の痛さは尋常じゃなかった。入院中一度も泣かなかったが、思わず涙目になった。

「ドゥケルバン腱鞘炎になんて、二度となりたくない」

さんざんな気持ちで、家路についた。

退院して2カ月が過ぎたころ、猛烈な汗をかくようになった。それも顔周りに。6月だったので、実際に蒸し暑い時期ではあった。でも、こんなに大量の汗をかいたことは、今までなかった。

さらに、そのころちょっとした物忘れもするようになった。さっき置いたものを、探すようなことが何度か起きたのだった。

「この異常な汗や物忘れも、抗がん剤やステロイドの副作用なのかな。入院中は、こんなことなかったけど……」

あまりに不快な状況に、ネットで調べてみることにした。

「白血病じゃなくて、更年期?!」

私の症状は、更年期の症状にぴったり当てはまるではないか。ものの5分で、不快な症状の原因を自ら突き止めた。

寛解を目指す厳しい抗がん剤で、私のホルモン状態が大きく変わったのを思い出した。主治医から5年~10年かけて進むはずだったホルモン変化が、抗がん剤治療により一気に起きたという説明を受けていた。

ドゥケルバン腱鞘炎

ホットフラッシュ

短時間前のことが思い出せない物忘れ……

退院後の血液検査で、悪玉コレステロールの数値が上限値を超えていたのも、更年期の特徴として説明がついた。それからは白血病の治療の話はそっちのけで、主治医に更年期症状の対応について相談するようになった。

まず、更年期症状に効果がある漢方薬を処方してもらった。その他にも有効なものはないかとネットで調べたら、エクオールという大豆イソフラボンの成分が有効との情報を見つけた。そこで、許可を得てエクオールサプリも飲み始めることにした。

幸いなことに、漢方薬とこのサプリの効果で、ホットフラッシュや物忘れはすぐに改善された。なかなか下がらなかった悪玉コレステロールの値も、2カ月後には正常値に近くまで下がった。

「散歩したり、動物性脂肪を控えたりしても効果がなかった悪玉コレステロールの数値がよくなるなんて、やはり更年期の影響だったのだな……」

自分の抱えていた問題がクリアーされるたびに、私は心の中でガッツポーズをとった。適切な対応をしたら効果が出ることがわかり、すがすがしい気持ちにさえなった。

コンサルプロジェクト遂行中に想定外の事態が発生した場合、まず被害の最小化が求められる。そのために、事実確認、短期的なリカバリー対処、根本原因の究明、そして長期的な対策立案とその実行を行うことになる。

退院後のアクションを振り返ってみると、無意識のうちにその手順を踏んで行動していた。

①右手と手首の激痛について、主治医へ報告（事実確認）
②整形外科での処置（短期的な対処）
③ネットサーチによる原因の特定（原因究明）
④主治医に相談しながら対策を立案・実施（長期的対策の実行）

これらのアクションを素早くとれていなかったら、私はもっと長い間更年期特有の不愉快な症状に悩まされていただろう。また、想定外事態への対応がスムーズにとれたのは、主治医の協力も大きい。

主治医が素早く整形外科の受診を勧めてくれ、私の症状に耳を傾け積極的に漢方薬等を処方してくれたのはとてもラッキーであった。

抗がん剤を飲み続ける維持療法の間、免疫力は低下する。そのため、白血病患者にとって感染症対策が最重要課題といわれる。

特に気をつけなければならないのが、肺炎だ。そのため、毎日肺炎予防の薬を飲み、月1度の検診の際には、肺炎予防薬を吸引した。これらのケアや手洗いうがいの徹底から、退院後も肺炎にも風邪にも無縁だった。

でも、実際に私を苦しめたのは、更年期症状だった。退院直前は、自分を白血病患者と認識していたが、実際は、更年期症状に苦しむ女性というのが正確なところだった。

身体は、ひとつの病気だけを抱えているのではない。過去に患った病気による後遺症やダメージ。毎日の食生活や活動量などが重なり合って、今の身体をつくっている。

その状況を一番理解しているのは自分だ。だから、自分自身で身体の状態を観察して症状を把握し、適切な人に相談して対応策を見つけなければならない。

それが、想定範囲を広げる最善策であり、想定外な状況に陥った際に、被害を最小化するための第一歩だと思う。

40代での大病は不運だが、そこからの学びは幸運

私が、急性白血病を発症したのは43歳のときだった。40代は、職場で一番活躍する時期だ。小学生だった2人の子どもも、まだ手がかかった。

多く人はこのタイミングに私が大病を患ったことを、不運なことだと思っただろう。正直、自分が白血病になったこと自体はアンラッキーだったと思っている。

一方で、自分の身体とどうつき合っていくべきかについて、40代前半で知ることができたのは、幸運であったとも感じている。

大病になって、理解できた大切なことは、
「年齢・性別・病歴・飲んでいる薬・食生活・活動量など」を考慮し、自分の身体がどう反応しているか、身体と対話をすること。

そして、自分が責任をもって取り組むべきことは、
どう自分の身体を健康的な状態にもっていけるのか、
周りの助けを借りながら探って、その対策を実践すること。

こんな重要なことを学べたのだから、40代で白血病を発症したのもまんざら悪いことではなかったと思う。
大病を通じて学んだことを生かしながら、今後の人生を歩める。
そう考えたら辛かった治療でさえ、よき思い出にすることができる気がする。

column

新人としての心得を忘れずに

社会人になって20年経っていた私も、白血病患者としては新人だった。入院が決まった当時は抗がん剤治療の経験もなかったし、大学病院とはどんなところで、医師とはどんな人たちなのか等々、わからないことだらけだった。

アウェイ感120％の入院生活が始まったあと、まず入院先の大学病院について観察することにした。私が入院していた大学病院にはさまざまな科があり、それ以外に検査室・手術室・リハビリ室等がある。その他にがん相談支援センターや、長期入院者を支援する組織もあった。

巨大な大学病院には、医師・看護師以外にもたくさんの人が働いていた。勤務する人が膨大なので、「ものすごいマンパワーを使って病院運営は成り立っている」と実感する日々だった。多くの患者がやってきて、さまざまな職種の人が対応する。人と人が複雑に絡み合って運営されているのが病院だった。企業コンサルティングを長年してきた私にも、病院は特異な組織に映った。

しばらくしたら、医師について理解したいと考えるようになった。医師とはどういった職業で、どういったマインドをもつ人たちなのかを理解するため複数の本を読み、また医師との具体的なやり取りで自分なりの意見をまとめていった。

医師が扱っているのは、「人の、命・健康・気持ち」。医師は患者に指示を出し、患者はそれにしたがう。患者は治療に対して対価を支払うが、客ではない。

医師と患者の関係性について悩んでいたときに、上下関係というよりは、チームメイトであるとの結論に至った経緯は「最高のチームメイト、見つけました」に書いた通りだ。

何歳であっても、新しいことにチャレンジする際は「新人」に戻る。新人に求められるのは、謙虚な気持ちで何事も勉強し、吸収すること。

基本は、現場の観察とテキスト等を使った自己勉強。新人のときに学んだ心得を忘れずにいたら、学びの楽しさが自分を鼓舞してくれた。

「何事も勉強になる」というマインドは、困難な状況に陥っても這い上がるきっかけをつくってくれると思う。

病気になったことさえ、新たな経験としてポジティブに受け止めれたら運がついてくる。

人間、常に勉強することを忘れずに。

その 19

Problem から Issue に、そして Matter になった白血病治療

新たな生活、新たな出会い

「お料理教室に通ったから、入院中にやりたいと思ってたことが、だいたいできたことになるな」

退院後にやりたいことをあれやこれや考えることで、辛い入院生活を乗り切った。

- お料理教室で新しい料理を習う
- バルコニーでハーブや花を育てる
- 自然公園でのウォーキングを続ける

●再びバイオリンを演奏する
●子どもたちとパリ旅行に行く
●闘病中の経験を文章として残す

こんなことを考えていたっけ。実現できなかったのは、コロナの影響で中止になったパリ旅行ぐらい。それ以外は、すべてチェックマークがつけられる。11年間に及んだワーキングマザー生活は、白血病発症を境に一変した。

緊急入院から始まった生活のビックチェンジ。それは退院後も続いた。体調的にも体力的にも、入院前の活動量をこなすことはとてもかなわなかったからだ。

白血病は私にとってゲームチェンジャーだった

退院して1年半経過したころ、復職を計画した。しかし、猛暑による疲労からか、帯状疱疹になってしまい、あえなく延期となった。

3カ月後に再度復職を試みたが、今度は新型コロナ感染症の緊急事態宣言が発令されたため、再び延期となった。白血病を患った人間にとって、どのような種類でも「肺炎」は命取りになりかねない。だから慎重に、とワクチン接種後に復職することに決めた。

結局、丸3年休職することになる。

白血病は単なる病気だったのではなく、私の生活における「ゲームチェンジャー」だった。

発症時は、「解決されるべき困難な問題」という意味で“Problem”だった。

治療が始まってからは、「長期入院治療をどう乗り越えるべきか？」と議論されるべき“Issue”になった。

退院してからは、これからの生活を見直すきっかけとなり「個人的に重要な事柄」である“Matter”になった。

（問題の意味合いも時間とともに変化し、そしてそのインパクトも変わっていくのだなぁ）

白血病治療がProblem→Issue→Matterと変化したことを整理できたとき、納得しながらそうつぶやいた。

3年の休職期間のうち、自宅での生活は2年を超える。コロナ禍の影響から、自転車で移動できるエリアが私の生活の基盤となった。

主なタスクは、2人の娘の育児と家事。

そんな生活を送っていると、同じく育児に奮闘する近所に住むママ友たちが自然に親しい友人になった。

私にとって2人の娘の教育が、最優先プロジェクト。関連情報をシェアしてくれ、中学受験のような大きなイベントを励まし合いながらチャレンジする友人たちは、貴重な存在だ。

私も娘2人も、バイオリンを演奏する。我が家にとって音楽は、重要なものだ。だから、音楽に関心のあるママ友とは、いつも話題が尽きない。

そんな流れから、ピアノ、チェロ、バイオリンを習う子どもたちが気軽に演奏できるようにと、２０２１年春に音楽好きの6つの家族とともに音楽サークルを立ち上げた。

時間がなかったワーキングマザー時代は、ママ友と音楽サークルを立ち上げるなんて、夢にも思ったことはなかった。

人生、何が起こるかわからない。

子どもに教えるときにだけ触っていたバイオリンを、最近は再び演奏するようになった。治療中に麻痺した右手を使ってバイオリンを演奏することに、喜びを感じている。

「白血病になったおかげで、再びバイオリンを演奏するようになったんだな」

そう思うと、なんとも複雑な気持ちになる。

白血病のような病気には、ならないに越したことはない。

でも、この病気になったおかげで、多くの友と再会し新しい友人と出会えた。そして、新しい生活も手に入れることになった。

ガンになったからこその「サステナブルな生活」

「生活を見直す」ことは、大病をした人にとっては当たり前のことだろう。退院後は、暴飲暴食をあらため、可能な限り安眠を確保する、そして、無理のない範囲で運動を心がけるようになった。

これといって特別な内容ではないが、これからの人生は肉体的にも、精神的にも自分に無理を強いない「サステナブルな生活」を営んでいくと決断したことは意義深かった。

社会人としての私の肩書は、サステナビリティ経営コンサルタントだ。

クライアント企業に、会社が持続可能な成長を続けるためのコンサルティングアドバイスを提供していた。

でも、ワーキングマザーとしての私の毎日は、決してサステナブルなものではなかった。

白血病の発症は原因不明と理解しているが、あんな生活をしていたから「大病」にかかってしまったのかもしれない、とあきらめの気持ちが湧いてくるのも事実だ。

そんな反省もあり、サステナブルな毎日の実現のため、生活を大きく見直すことにした。

新しい生活を送り始めると、健康的な生活を心がけている友人と時間を過ごすことが心地よくなった。一緒に時間を過ごす友人も、自然と変化したかもしれない。

そんな気持ちの変化を、違和感なく受け入れられる自分がいた。

「治療が終わったら、Makiko Version 2.0 になるね」

入院中に、友人からのお見舞いメッセージとして贈られた言葉だ。退院して2年近く経ち、この言葉をリアルに受け止めている。

新生活のキーワードは、「コミュニティとのつながり」。

自転車で行ける範囲の近所に住む友人と、無理のない範囲でつき合う毎日。仕事をしていたときは、北陸・関西などに日帰り出張をしていた。今の生活とは、真逆な生活だった。今は移動に時間をとられないので、お料理・ガーデニング・音楽の練習とやりたいことに時間を確保できるのが嬉しい。

同じコミュニティに住むママ友とは、小学校の話や近所の公園・レストランやカフェなどの話題で盛り上がる。ガーデニングのための苗をプレゼントし合ったり、たくさん届いた野菜をお裾分けしたりもする。

時に子どもも交えて一緒にお料理をする。気のおけない友人と共同作業をすることはとても楽しい。こうした思い出は、私だけでなく子どもの人生を豊かにしてくれるだろう。

ワーキングマザー時代は、仕事をしている女性たちが私の友人だった。

今は、子育てに専念する女性の友人に囲まれている。病気をしたことで、休職生活をすんなりと受け入れることができたし、以前よりも肩肘をはらずに、いろいろな女性と話ができるようになった気がする。

肩書に関係なく、チャレンジ精神が旺盛な人と波長が合う。新しいことに好奇心がある人、行動力のある人も好きだ。

病気をする前は、勤めている人にしか出会わない生活をしていた。

だからなおさら、日本にはたくさんの優秀な女性がいろいろな場所に存在する（隠れている?）、と実感する。

高校3年間をアメリカのボーディングスクールで過ごし、大学時代は交換留学生として香港で1年間生活した。ニューヨークの大学院に進学したので、15歳以降はたくさん引っ越しもしたし、海外での生活も比較的長いほうだと思う。

白血病と診断されてからは、半径3キロ以下のエリアでの生活を送るようになった。自分でも驚くぐらい狭い地域だが、そんなコンパクトな生活を満喫している。東京生まれでコミュニティとかかわる経験もあまりなかった。だから、コミュニティを感じながらの毎日もとても新鮮だ。

残りの人生の過ごし方について、最近よく考える。

「体力に自信がないし、医療が発達していない所には住めない」

「日々の料理やガーデニングをギブアップするような生活にも、戻りたくない」

「子どもにとって安全安心な生活であることが、優先事項」

自分が大切にすることや、譲れないことがどんどん明確になってきた。

意志が明確になるのは当たり前のことなのかもしれないが、40代半ばでここまで視界がクリアーになったら、よいほうじゃないかと思う。


「人生の何たるかを気づかせたり、生き方をたしなめるうえで、ガンは実に大きい」

と、コラムニストの近藤勝重さんが書いている。

言い得て妙だと、つくづく思う。


驚かれるかもしれないが、再発の心配も今はまったくしていない。心配をすることで、自由を謳歌できる生活を台なしにしたくないと無意識に思っているからだろう。物心ついてからの人生で、今が一番リラックスして、充実した時間を過ごしているような気がしている。

白血病になったおかげで得られた、良好な視界。取捨選択が、ぐんとしやすくなった。「これからの人生は、そう悪くはないだろう」。そう自信がもてることは、幸せなことだと思う。

column

忘れられない言葉

9カ月に及んだ入院治療中に、いろいろな方から言葉をかけていただいた。その言葉に助けられ、最後まで治療を全うできたと感じている。言葉の力を実感したことで、私も人を励ませるような言葉を発したいと願うようになった（その願いが実を結び、この本を世に出せることになった）。

治療中の私を鼓舞してくれた言葉を2つ紹介したい。

①主治医から聞いたひと言

私には2人の主治医がいる。入院治療中の主治医H先生と、退院してからの主治医Y先生だ。Y先生は、私に白血病の発症を宣告した医師でもある。白血病になったことが確定したときは、先生の顔を見られないほどうなだれた。目の前が真っ暗になるとはこのことか、というほど視界が狭くなったのを覚えている。

退院後体調が落ち着いてきて、徐々に普通の生活を営めるようになったと主治医に報告した。

「患者さんから、元の生活を取り戻したと聞くのが楽しみで、この仕事をしています」

白血病発症の宣告を受けたのと同じ部屋で、Y先生がいってくれた言葉。

患者が元の生活を取り戻すのが喜びだと聞いて、医師という仕事の素晴らしさとパワーに素直に感動した。医師とはどういう仕事なのだろうと考え続けてきた私に、ひとつの答えが示された瞬間でもあった。

信頼できる医師に支えられ、今の私がいる。素晴らしい主治医に出会えて心から感謝している。

②ナイチンゲールが見えた瞬間

寛解のための抗がん剤投与のあと、腸閉塞の激痛に苦しんだ。脱毛も始まっており、さらに膿瘍ができたため右手が麻痺していた。なぜここまで辛い治療を受けなくてはならないのか？　という怒りと、この先さらにひどい状況が待っているかもしれないという恐怖を感じていた。

ひとりでは歩けないので、何をするにも看護師さんに介助してもらう日々。そんな辛い思いをしていたときに、ある看護師さんがいってくれた。

「辛いですよね。でも、大丈夫ですよ。今が底です。頑張りましょう。これからは上がっていきますから」

「今が底ならよかったです……これからは上がっていけるのですね」

弱弱しく、でも少し安堵してそう返した。

夜中だったので、薄暗いなかでの会話だった。その後安心して眠りについたことを覚えている。暗闇で見たその看護師さんの影は、ナイチンゲールのイメージに重なった。

ナイチンゲールはリアルに存在する。コロナ禍で同じようにナイチンゲールに出会った人も多いのではないだろうか？

おわりに——Makiko Version 2.0が、そろそろ始動します

「こんな経験滅多にないことなんだから、いつか本にするべきよ」

これから始まる抗がん剤治療のことや長期入院中の子どもたちのことを心配し、頭を痛めているときに、母がいった。病院に入ってすぐの娘に、入院中のことを書いて出版しろという母。

正直、どうかしているのではないかと思った。

母も娘が白血病になって、きっとパニックに陥っていたのだろう。

「普通ならできないこと」ができるのだからチャレンジしなさい、と励まそうとしたの

かもしれない。

「抗がん剤の副作用で体調悪くなるから、文章を書く余裕なんてないでしょ……」

非現実的な提案にそう即答したが、母の言い分にも一理あった。一連の出来事は、ドラマチックなところが多々ある。

と同時に、子どもをもつ親が病気になることは現実的なことでもある。

自分の経験を記録しておくと、将来何かに役立てることができるかもしれないな、と心の奥底で感じた。

腸閉塞になったり、左脳に膿瘍ができて右手が使えなかったりしたときは、文章なんて書く余裕はまったくなかった。入院3カ月後、ようやく体調が落ち着いてきたころからFacebook に闘病の報告をし始めた。

ときどき上げていたFacebook のコメントが、闘病の記録となっていった。

退院直後に大学時代の恩師が、学会の研究会で闘病生活についてプレゼンをしないか、と声をかけてくれた。医療とは無関係の学会だったが、私の体験談はきっと参加者にとって価値があるだろうと、プレゼンの機会を与えてくれた。

「病気になったときの心構え」
「長期入院をする患者が、周囲の人に何を求めるか」
について説明させていただいた。

プレゼンの最中はそれほど反応を感じなかったが、質疑応答の際に、「退院して、まだ2カ月しか経ってない」と説明したら、学会参加者の中年男性がみんな度肝を抜かれたような顔をしていた。

「白血病の治療を終え普通の生活を送れるようになった人は、驚かれる存在なんだな」

そのときはじめて、自分の経験がインパクトのあるものだと実感した。

辛い経験も時間が経つと、いろいろと忘れてしまうものである。退院から丸1年が経ったころ、記憶がおぼろげになるのを実感しつつあった私は、闘病に関するエッセイを書き始めた。

そして、エッセイを書き溜め、紆余曲折を経てこの本を出版することになった。

まさに、母がいっていたことが現実となったわけだ。

白血病になったことで経験をさせてもらったことがもうひとつある。

ある朝、普段無駄話をしない主治医が珍しく病室に来て、池江璃花子選手の闘病について世間話をし始めた。

なんか変だな、と思ったら、

「体調がよかったら、テレビ局のインタビューに答えてもらえませんか？」

とリクエストされた。

特にやることもなく1日どう時間を過ごそうかと思っていた私は、二つ返事でインタビューを受けることにした。

結局、2分以上のインタビューにとなり、夕方の情報番組と土曜朝のニュース番組と2回放送された。

入院を報告していなかった友人や両親の知人が気づいてくれ、連絡をくれた。まさに、テレビの威力を感じる経験となった。

白血病にならなかったら、出版もテレビ出演も経験することはできなかっただろう。

そう考えると、白血病はただの病気以上のものだったと思う。

抗がん剤の副作用で抜け落ちた髪も今は元気よく生えているし、治療中信じられないくらい乾燥した肌も、治療前の状態にほぼ戻った。きっと今の私にはじめて会った人は、私が白血病を治療したとは想像できないだろう。

現代の医療に病気を治してもらい、ここまで回復することができた。たくさんの人に助けてもらい、取り戻したこの命。残りの人生を大切に生きて、これからゆっくり恩返ししていきたい。そう強く思っている。

この気持ちを忘れないように、そして自分を戒めるためにも、これからチャレンジしたいことを書いておこうと思う。

まず、患者としての心得やアクションのとり方についてまとめて、それを普及させるような活動をしてみたい。「患者」という概念は場所や時代とともに変わっていくものだと思うが、日本における「患者」という概念も過渡期にある気がする。医師の指導に、黙ってしたがう人。セカンドオピニオンを得る人。積極的に医師に質問する人や、自分の身体のことなのに、他人事のような態度をとる人。入院中、さまざまな患者さんに出会った。大前提として、「健康回復を他人事ではなく、自分事として考える患者になること」が大切だと思う。

そのためには、患者になった人が、情報を取捨選択できるようになり、闘病中もっと快適に過ごせるようになる仕組みが必要だ。

前向きで賢い患者になるための、基礎知識やスキルを得られるようなプログラムをつくってみたい。

女性にフォーカスした医療の推進にも関心がある。

昨今言われ始めているが、医療の世界でも男性のデータが基準になっていると感じることが多々あった。膿瘍を治療しているとき、抗生剤の点滴投与を受けたが、最初成人男性の半分の量を投与したが効果が出ず、抗生剤の量を増やしたら効果が出始めた。

半分の量を投与した理由は、私の体重が成人男性の約2分の1だから。

「女性のデータがないから、治療が遅れるようなことはなくさなければならない。母親の退院を待つ子どもたちのためにも」

薬の効果に安堵しながらも、そう考えたことを覚えている。

女性の身体に考慮した社会基盤づくりの必要性も、今回の闘病で感じることがあった。

40代の女性が抗がん剤治療をするとどうなるのか？　私の場合は、予想より早くに更年期症状が現れた。40代後半・50代前半でしか会社組織で長の立場になれないのであれば、それは女性の身体的状況にはマッチしない場合が多いと思う。女性という資源をよりよく活用するために、フェムテック（女性に特有な健康課題をテクノロジーで解決する製品やサービス）の普及推進や、人事制度の改革などいろいろとやれることはあると痛感した。私の専門フィールドとは違う分野ではあるが、復職したら自分のできることで貢献したいと思っている。

治療のため長期休職していた人が、会社に復帰するサポートもしていきたい。人生１００年時代といわれるようになって久しいが、これからは病気を治して職場に復帰する人が増えてくるだろう。

「長期間休職していた社員が、会社に戻るときに不安に感じることは？」

「長期入院生活により筋力が低下してしまった人にとって、仕事をするうえでどういった点が心配か？」

「ウィッグを着用しながら復職する人は、どういったことに不便さを感じるか？」

病気を治療したあと、再度会社に戻ってきた人しかわからないことは多い。復職窓口となる人事部の担当者が、長期療養から戻ってくる人の心情を理解し、不安なく復職できるよう接することの手助けをしたい。人事制度の見直し、Q＆A策定、休職者受け入れマニュアル作成など、かかわれるものがあれば積極的に参加していきたいと思う。


いつも温かく接してくれる会社の皆さん。発病直後から絶え間ないサポートをいただき、心より感謝しています。あるとき、

「病気をしてから会社を辞めなければいけないな、と思ったことはなかったですか？」

と質問された際、

「会社を辞めることは一度も考えませんでした」

と私は即答しました。

発病したその日から今まで、

「ゆっくりしっかり治療に専念してください。焦らないでいいですよ」

と皆さんが言い続けてくれたからです。

こんなに温かい会社は他にないのではないかと思うほど、励ましていただきました。ともかくにも無事に復職して、ご恩をお返ししたいと思ってます。

闘病中に支えてくれたお友だち。

運気をもっている人とは、仲間に恵まれている人をいうらしいです。病気を治せたのは、友に恵まれていたからだと、自分を大の幸せ者だと感じています。これからもしっかりと生きていくつもりですので、残りの人生もどうぞよろしくお願いします。

最後に、私の発病のため大変な思いをした家族へ。

入院中・退院後も私を助けてくれて、本当にありがとう。みんなのおかげで、なんとかこの難局を乗り越えることができました。特に、KとSは、母が病気したことで以前よりも強く、そして優しくなれたと思います。

その強さと優しさを自分の財産だと思って、これからも一生懸命生きていってください。

【著者紹介】

山添真喜子（やまぞえ　まきこ）

1974年12月東京都生まれ。大学卒業後、ITコンサルティングファーム（アクセンチュア）、監査法人（KPMG）、環境コンサルティングファーム（イー・アール・エム日本）と外資系企業を渡り歩き、米コロンビア大学で行政学（環境政策）修士課程を修了。帰国後、国内系の総合シンクタンクに入社し、サステナビリティ経営を専門とするコンサルタント（主任研究員）として活躍。30代で出産し、２人の娘を育てながらプロジェクトマネージャーとして多忙な日々を送っていたが、会社の健康診断で急性リンパ性白血病が発覚。2018年７月末～2019年４月まで大学病院に入院し、９カ月にわたる抗がん剤治療を乗り越え退院。2020年８月に在宅にて維持療法を終了し、復職に向けて体調を整える日々を送る（2021年復職予定）。1997年国際基督教大学教養学部卒業。2006年Columbia University, School of International and Public Affairs卒業。

経営コンサルタントでワーキングマザーの私がガンにかかったら
仕事と人生にプラスになる闘病記

2021年8月12日発行

著　者――山添真喜子
発行者――駒橋憲一
発行所――東洋経済新報社
〒103-8345　東京都中央区日本橋本石町 1-2-1
電話＝東洋経済コールセンター　03(6386)1040
https://toyokeizai.net/

カバーデザイン……遠藤陽一（ワークショップジン）
ＤＴＰ……………岸　和泉
印　刷……………ベクトル印刷
製　本……………ナショナル製本
編集担当…………黒坂浩一
©2021 Yamazoe Makiko　Printed in Japan　ISBN 978-4-492-04694-4